Secretos de belleza coreanos para una piel radiante

Secretos de belleza coreanos para una piel radiante

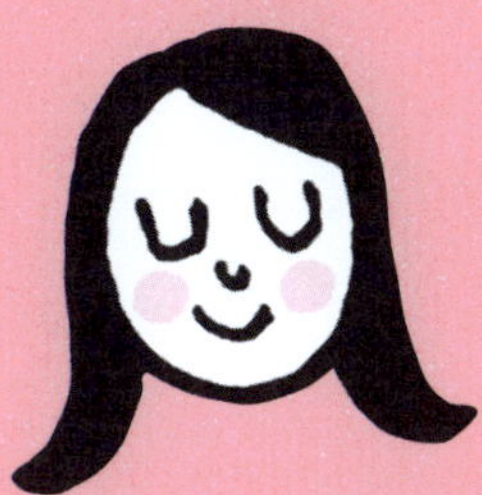

Charlotte Cho

zenith

Título original: *The little book of skin care: Korean Beauty Secrets for Healthy, Glowing Skin*

Primera edición: septiembre de 2016
Sexta impresión: marzo de 2022

Publicado por acuerdo con William Morrow, un sello editorial de HarperCollins Publishers

Zenith es un sello editorial de Editorial Planeta, S.A.
Avda. Diagonal, 662-664, 08034 Barcelona (España)
www.zenitheditorial.com
www.planetadelibros.com

Lettering, ilustraciones de cubierta e interior de Gemma Correll
Diseño de interior de Leah Carlson-Stanisic

Fotografía de la autora: © Steve Torres
Adaptación de la cubierta: Planeta Arte & Diseño

ISBN: 978-84-08-15854-7
Depósito legal: B. 15.865 - 2016
Fotocomposición: gama, sl.

Impreso en España – *Printed in Spain*

El papel utilizado para la impresión de este libro es cien por cien libre de cloro y está calificado como papel ecológico.

Para Umma y Appa,

quienes me dieron Corea y Estados Unidos

y lo mejor de ambos mundos.

Sumario

Introducción

Pensaba que estaba obsesionada con la belleza, pero luego conocí de cerca la realidad de Seúl.

Seúl respira belleza, y en su aire flota el cuidado de la piel. En Corea parece que mires donde mires, miles de productos te quieren vender la promesa de una piel perfecta e hidratada, y solo tienes que echar un vistazo a los rostros de porcelana que pasean por la calle para saber que no se trata de publicidad engañosa.

Nacida en California, al acabar la universidad, me mudé al otro lado del mundo, a Corea del Sur, y nada más llegar tuve un choque cultural por lo que respecta a la piel. Las culturas occidentales suelen pensar que el cuidado de la piel es tan divertido como pasarse el hilo dental, que se trata de una tarea más que haces con prisas al final del día, antes de acostarte. Pero en Corea, cuidarte bien la piel es algo placentero; no se trata solamente de belleza o de una rutina de tocador, sino de una inversión en tu bienestar. Pronto entendí que estaba viviendo en un país donde el cuidado de la piel no solo consistía en amontonar productos en la estantería del baño, sino en una mentalidad que cala en tu estilo de vida, que va desde lo que comes hasta lo que vistes.

Mi proceso para llegar a entender el cuidado de la piel en Corea me convirtió en una fiel seguidora de esa filosofía y, al marcharme de Seúl, me llevé conmigo la pasión por compartir lo que había aprendido. Esto me llevó a crear mi propia página web y tienda online, Soko Glam, dedicada al estilo de vida y la belleza coreanos, y a sacarme el título de esteticista en Nueva York. Gracias a Soko Glam he podido escuchar las historias personales de mujeres (y hombres) de todas las edades y culturas que han decidido seguir una rutina de cuidado facial coreano y han mejorado tanto la calidad de la piel como la seguridad en sí mismos.

En Occidente, cuando pensamos en la piel, nos vienen a la cabeza problemas y trastornos cutáneos. Como cuando te sale un horrible grano justo antes de una cita importante o la primera vez que te ves unas arruguitas y entras en un estado de pánico, preocupación y remordimientos. «Luchamos» contra el acné, «combatimos» las arrugas y «eliminamos» los puntos negros. Somos nosotros contra nuestra piel, y nuestro único aliado es un bote de crema milagrosa poco convincente que la mayoría de veces nos decepciona.

Tenemos la cabeza repleta de un marketing lleno de palabrería que nos provoca una potente combinación de mitos y confusiones. No me extraña que la gente aún utilice productos faciales en función de su edad o género, o crea que beber agua evitará la sequedad cutánea, simplemente porque esto es lo que llevan escuchando toda la vida.

A medida que aprendía sobre el cuidado de la piel en la formación de esteticista y hablaba con gente que estaba totalmente perdida sobre qué productos comprar o cómo usarlos, supe que tenía que volcar en un libro todos los secretos de cuidado facial que aprendí en Seúl, porque realmente no debería haber más secretos.

¿Por qué leer un libro sobre el cuidado de la piel?

En este libro te contaré cómo una chica californiana como yo se sumergió en la cultura de la belleza coreana y cambió su perspectiva a la hora de enfocar y abordar el cuidado de la piel. Tanto si lees esto para iniciar tu primer régimen de cuidado facial como para mejorar el que sigues en la actualidad, o simplemente para aprender cómo concibe la belleza otra cultura, este libro cubrirá todas estas inquietudes y muchas más.

Lamentablemente, con solo leer este libro no te bastará para mejorar el estado de tu piel, pero anímate, porque estás dando el primer paso. Te voy a poner algunos deberes, pero te llevaré de la mano (por cierto, muy bien hidratada) a lo largo del camino. Te voy a guiar paso a paso a través de mis secretos de cuidado facial coreano, guardados como oro en paño: desde rutinas de cuidado facial diurno y nocturno, hasta por qué tu cuerpo entero, no solo la cara, necesita exfoliante, o cómo elegir la crema hidratante adecuada y usarla bien. También te enseñaré cómo lograr el *look* de maquillaje natural que lucen las mujeres en las calles de Seúl (y a menudo en las pasarelas de Nueva York y París). Combinaré mis conocimientos técnicos de esteticista con consejos de coreanos expertos en belleza para contestar a tus preguntas más difíciles acerca de la piel y para encontrar las soluciones a los problemas cutáneos más comunes. Aprender a cuidar la piel al estilo coreano te cambiará la manera de pensar en tu piel y en el modo en que la tratas. Tendrás ganas de empezar una rutina, y en cuanto hayas empezado, no querrás dejarla.

Si aún te queda alguna duda, deja que afirme que sí, que puedes entusiasmarte por la piel. Tan solo es el órgano más grande del cuerpo. ¿Vamos allá?

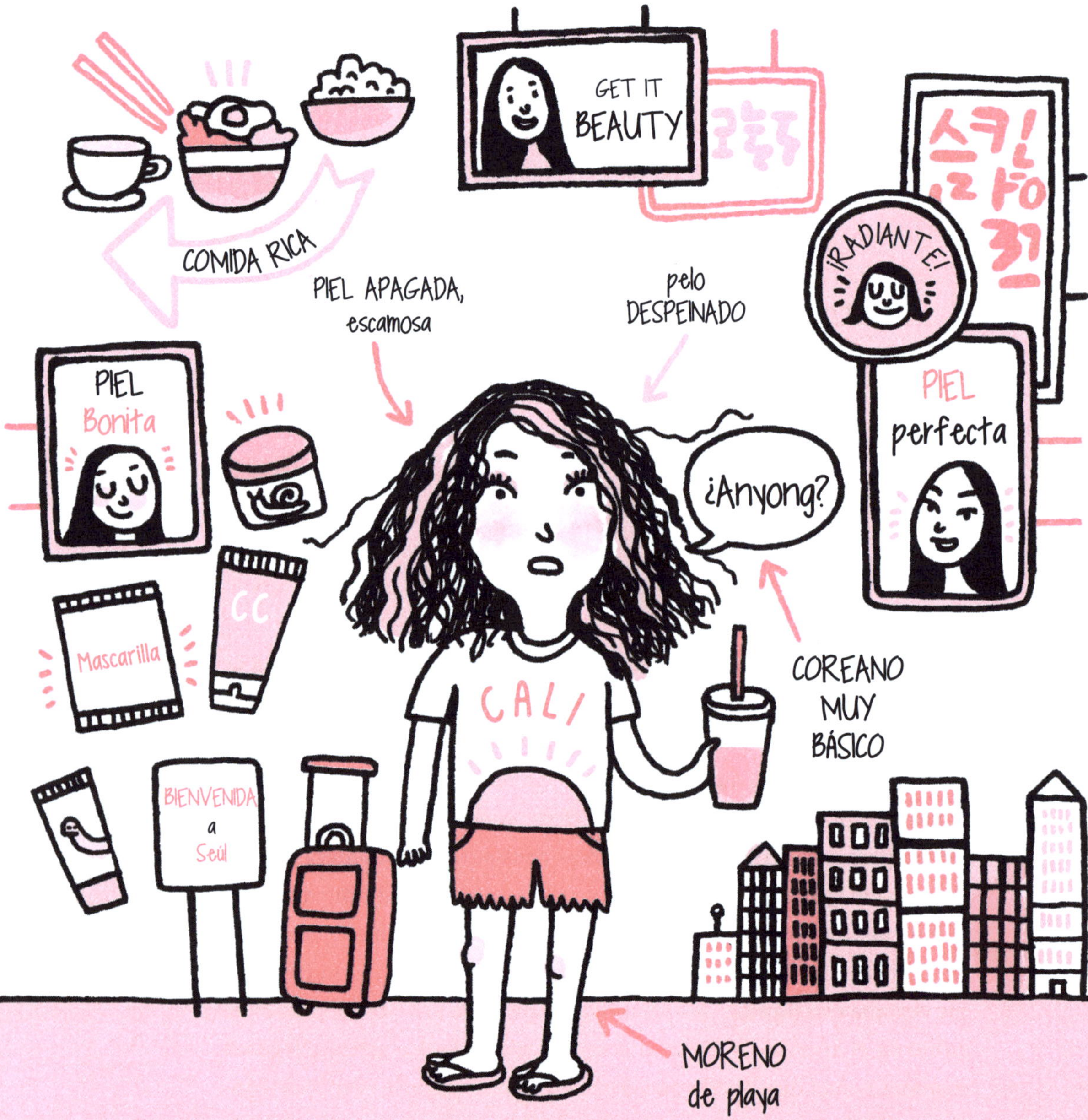

GET IT BEAUTY
COMIDA RICA
PIEL APAGADA, escamosa
pelo DESPEINADO
¡RADIANTE!
PIEL Bonita
PIEL perfecta
¿Anyong?
Mascarilla
CC
CALI
COREANO MUY BÁSICO
BIENVENIDA a Seúl
MORENO de playa

1

Sobre mí:

rostro coreano, actitud californiana

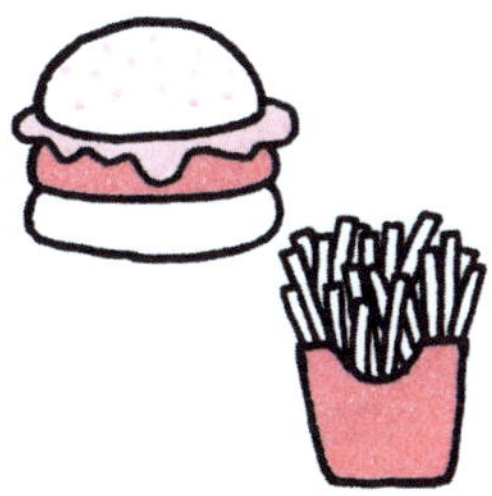

Durante los primeros veintiún años de mi vida, fui la típica chica de Los Ángeles. Estaba bronceada todo el año, llevaba reflejos rubios y vivía en chanclas. Vestía vaqueros cortados de Abercrombie & Fitch, combinaba los batidos de vainilla con hamburguesas y patatas fritas y, como es lógico, adoraba ir a la playa. Tan pronto como me saqué el carné, empecé a coger el Sedán de mis padres para ir de compras con el dinero que me sacaba trabajando de cajera en un restaurante de sushi.

En cuanto a belleza, era autodidacta y me basaba en lo que leía en las revistas y en lo que veía en la gente de mi alrededor. En el instituto me cortaba el pelo a capas asimétricas y me teñía gruesos mechones de rubio en el lavabo con tintes que compraba en la droguería. Llegó un momento en el que puede que llevara una permanente horrible (seguro que llevé una permanente, pero lo mal que me quedaba depende de a quién se lo preguntases). En lo que respecta al maquillaje, seguro que no tenía un aspecto natural, ya que solía llevar una línea de ojos negra exageradamente gruesa y unas cejas demasiado depiladas con la intención de lograr ese arco fino a lo Angelina Jolie.

Me permitía el lujo de derrochar lo que sacaba del trabajo a media jornada en lo que yo consideraba mis productos básicos de belleza: paletas de sombras de ojos, delineadores de ojos líquidos, jugosos brillos de labios y bronceadores para acentuar mi brillante tono de piel mimado por el sol. Mi madre insistía en que me pusiera crema solar, pero no le hacía caso. Yo ya estaba morena, así que en vez de ponerme protector solar, me untaba de bronceador con esencia de coco para asegurarme de que les sacaba el máximo partido a las horas que me pasaba en la playa.

Espaguetis con guarnición de *kimchi*

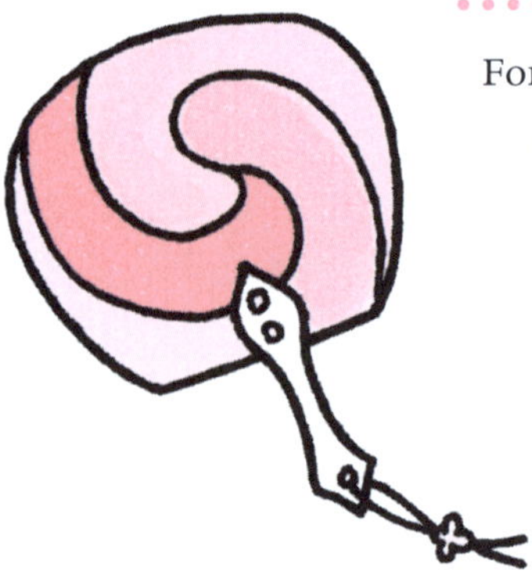

Formo parte de una segunda generación de coreanos nacidos y educados en California por padres coreanos. Así pues, he crecido con un pie en cada uno de los dos mundos. En mi casa, los espaguetis llevaban una guarnición de *kimchi*. Celebrábamos Año Nuevo el 1 de enero y después volvíamos a festejarlo en el Año Nuevo del calendario lunar. Hablaba inglés en la escuela y coreano en casa. En mi clase semanal de *ballet* llevaba el clásico tutú rosa y, cuando llegaba el sábado e iba a la escuela coreana, corría en círculos haciendo volar coloridos abanicos tradicionales junto con otros niños de segunda generación que eran como yo.

De vez en cuando, normalmente los sábados después de asistir a la escuela coreana, mi madre me arrastraba al spa coreano que había en el barrio, donde nos quedábamos desnudas delante de un montón de gente desconocida. Mi hermana mayor, Michelle, disfrutaba de toda esta experiencia en los baños públicos, pero yo no. El nudismo en comunidad solo conseguía cohibirme; justo me empezaban a crecer los pechos, así que lo último que quería era enseñárselos al mundo.

Mi madre nos sermoneaba a menudo, a Michelle y a mí, y nos repetía lo importante que era evitar exponerse al sol, hidratarse la piel y limpiarse la cara a conciencia. A mi hermana mayor le interesaba mucho más que a mí todo esto de la cultura coreana (le encantaban las bandas juveniles de K-pop, pop coreano) y obedecía todo lo que le decían, pero yo, siendo la hermana mediana, me esforcé por llevar la contraria. Estaba determinada a marcar mi propio camino y lo de acostarme sin hidratarme la cara, o incluso (¡madre mía!) sin lavármela, era mi especialidad.

Mi pauta de cuidado facial, basada en no cuidarme, no valía mucho (lo cual no es una gran sorpresa), y fue en mi segundo año de instituto cuando empezó a salirme acné. Hay un proverbio coreano que dice que cuando te aparece acné, es que estás enamorado. Así que cuando mi padre me veía la frente llena de granos, me decía bromeando: «Bueno, ¿en qué chico estás pensando hoy?».

Sí, tenía novio (¡chitón!), así que me volví supersticiosa, pensé que mi piel me estaba traicionando de algún modo y decidí que había llegado el momento de invertir en un poco de «cuidado facial». Fui a la farmacia y agarré un frasco de limpiador antiacné, uno de color naranja que utilizaban todas mis amigas. Sabíamos que funcionaba porque te dejaba la piel tan tensa y seca que hasta dolía al reír. Después de unas semanas sin ver mejoras, me compré los Oxy Pads, unos algodones con ácido salicílico que me dejaban una fuerte sensación de ardor cuando me los pasaba por la cara. Como decían mis amigas, si pica, es que funciona.

No hace falta decir que, de sopetón, mi iniciación al cuidado facial se detuvo aquí. Me traía más penas que alegrías, y si me tenía que someter al picor y al ardor para combatir el acné, iba a darme por vencida. El cuidado facial era, en pocas palabras, demasiado complicado. No conocía a nadie que supiera algo del tema y tampoco parecía que nadie tuviera interés en investigarlo. Mi madre tenía una piel casi perfecta incluso con cincuenta años, pero no pensé en preguntarle, porque como ya saben todas las adolescentes, ¡las madres no tienen ni idea!

La pereza también tuvo un papel muy importante en mi despreocupación. ¿Por qué debería obsesionarme con tener una piel perfecta si con solo usar un corrector, base de maquillaje y polvos podía arreglarlo en un momento? Era muchísimo más fácil cubrir las imperfecciones con maquillaje que lograr que desaparecieran. También creía que cuidarse la piel era cosa de viejas, y a mí aún me quedaban décadas para tener que preocuparme por las arrugas.

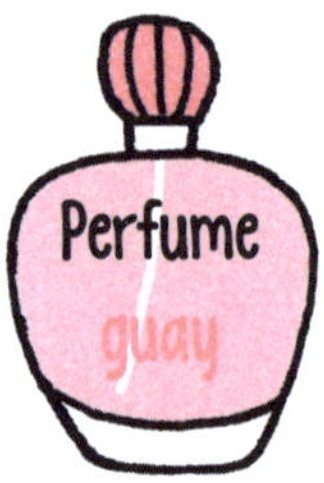

Con el tiempo de mi parte, decidí que era mejor invertir el dinero en ese perfume de última moda, como hacían mis amigas. Con todo el brillo de labios y los perfumes que comprábamos, lo de cuidar la piel no nos entraba dentro del presupuesto, pero no veas lo bien que olíamos.

La situación mejoró cuando fui a la universidad, pero resultó ser un espejismo temporal. Me sacaba algunas propinas trabajando de camarera en un restaurante de lujo y decidí invertir mis nuevos ingresos en probar productos caros de cuidado facial. Pero no es que dejara de ser perezosa, sino que Bloomingdale's quedaba justo al lado y tenía dinero para gastar. No sabía qué escoger ante la multitud de opciones del mostrador de cosméticos, y la vendedora, con buenas intenciones y con sus propios problemas cutáneos, me confesó que realmente tampoco sabía qué recomendarme. La mayoría de las clientas que atendía tenían entre treinta y cuarenta años, y buscaban una crema milagrosa para deshacerse de forma rápida de las patas de gallo o para reafirmar lo que había caído por la fuerza de la gravedad. Pero yo solo tenía veintidós años y una vaga idea de que debería cuidarme mejor la piel. Al final terminé saliendo de la tienda con un frasco de tónico de ochenta dólares, porque mi «sentido común» me decía que, a ese precio, tenía que ser bueno por narices, a pesar de no saber exactamente para qué servía.

Con mi nuevo tónico y mi nueva crema hidratante, y el derroche ocasional en tratamientos faciales en el spa de un hotel, sentía como si realmente supiera cómo cuidarme la piel, sobre todo si me comparaba con otras chicas de mi edad, que se pasaban el día en tiendas de maquillaje eligiendo el rímel más nuevo u obsesionadas por cómo les quedaba el culo enfundado en el último grito de vaqueros de marca. Pero, en realidad, ¿qué se les podía reprochar? ¿Por qué teníamos que preocuparnos por nuestra piel? ¡No teníamos ni una arruga a la vista!

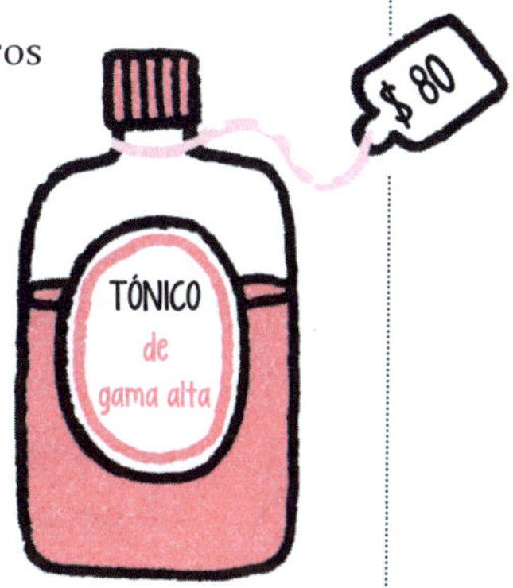

Aunque le había sacado el máximo partido a mis años de adolescente en California, al llegar a la edad adulta, siendo aún joven, mis días de playa y hamburguesas perdieron su encanto. Tenía la sensación de que la universidad era una prolongación del instituto y empecé a arrepentirme de haberme quedado en California. Me aburrían el clima perfecto, las tiradas kilométricas de casas del mismo color ámbar y todos los centros comerciales. Así que yo y mi nariz repleta de puntos negros nos pusimos las pilas y nos graduamos en la universidad en solo tres años. Sabía que tenía que largarme de allí.

La cultura de la piel en Seúl

Después de graduarme, empecé a trabajar en una agencia de publicidad en Orange County, pero me mantenía alerta por si encontraba otra cosa. Hacía poco que habíamos hecho un viaje familiar a Seúl, la capital de Corea del Sur y la ciudad natal de mis padres. Ese viaje me despertó un gran espíritu aventurero, y tan pronto como llegamos de vuelta a casa, me moría de ganas de regresar. Estaba convencida de que me las apañaría para construirme una carrera profesional en Seúl, y empecé a hacer contactos con gente que tenía conexiones en el mundo de la publicidad en Corea, porque, a poder ser, quería vivir allí y, a la vez, tejer una buena trayectoria profesional. Me dio por responder a un anuncio de un periódico coreano en inglés, y cuando ya casi me había olvidado del tema, llegó a mi correo una petición de la sede central de Samsung para hacerme una entrevista. Unas semanas más tarde estaba en la sede de Samsung en Houston, Texas, ante tres vicepresidentes de la empresa que parecían creer que yo era la persona idónea para el puesto de relaciones públicas internacionales. Recuerdo preguntarles tímidamente si mi «fluidez» en coreano sería un problema. Por suerte me dijeron que Samsung era una empresa tan global, con tantos empleados bilingües, que eso no sería un problema. Como me encargaría de todos los proyectos de relaciones públicas internacionales, el inglés sería el principal idioma de trabajo.

Sinceramente, creo que conseguí el trabajo porque les había impresionado que me hubiera pagado la universidad yo solita y hubiese terminado en tres años, mientras que en Corea es tradición que los padres se encarguen de todos los gastos de sus hijos hasta que se casan, hasta el punto de pagar la boda. Nunca pensé que esto me llevaría a conseguir un trabajo al otro lado del mundo, pero eso es justo lo que pasó, que querían que me fuera a trabajar a Seúl. Cuando me di cuenta de la oportunidad que me acababan de brindar con ese billete de ida, me sentí eufórica. Aparte de lo que podía significar en mi trayectoria profesional, me lo tomé como una oportunidad para explorar los barrios donde crecieron mis padres y para degustar la deliciosa y barata comida coreana cuando me diera la gana. Más allá de la emoción de pensar que podría atiborrarme de *bibimbap*, no tenía ni idea de dónde me estaba metiendo.

Me quedaría corta si dijera que cuando compartí mis planes con mis padres se quedaron confundidos. Habían sacrificado mucho para dejar Corea y se habían pasado varios años solos en Estados Unidos sin hablar inglés, todo para que los hijos que aún no habían tenido gozaran de más y mejores oportunidades. Y luego voy yo, más de tres décadas después, y lo dejo todo para ir al país al que no pensaban volver jamás.

Me avisaron de que en Seúl todo iba acelerado y de que la gente era excesivamente competitiva. Esto último me preocupaba porque pensaba: «¿Qué pasa si no encajo en el trabajo o si resulta que no soy brillante?». Muchos de mis amigos me dijeron que tendría morriña y predijeron que me sería difícil hacer amigos. En Corea tenía una tía, un tío y primos (a los que casi ni conocía), y cuando mis padres les informaron de que iba a trasladarme, se opusieron, diciendo: «¿Por qué quiere venir a Corea si lo tiene todo bien montado en Estados Unidos?». Pero, a pesar de todo eso, yo estaba muy emocionada. Estaba convencida de que los años que pasaría en Seúl, bajo las parpadeantes luces de karaoke, entre la humeante neblina del cerdo a la parrilla y por los senderos junto al río Han, serían los mejores de mi vida.

Mientras hacía las maletas para emprender mi aventura, soñaba despierta que un joven coreano con un pelo muy bonito flirteaba conmigo. Estaba convencida de que nuestra relación sería clandestina porque al final resultaría que era el hijo del rico presidente y propietario del *chaebol* (o sea, del grupo empresarial) más grande de Corea. Tramaba el enfrentamiento con mi malvada futura suegra para que al final triunfara el amor entre su hijo y yo. Sería exactamente como en los culebrones coreanos.

Justo al salir del avión en Seúl, vi una marea de cabelleras negras y brillantes, y pensé que nunca antes me había sentido tan en casa. La Corea que dejaron mis padres era un país que se levantaba para salir de la pobreza, pero cuando yo llegué, era una bomba de energía que había hecho brotar junglas de hormigón como de la noche a la mañana. Seúl le seguía el ritmo, alimentándose de las grandes esperanzas y sueños de millones de personas decididas a alcanzarlos. Había infinitos pasajes que explorar, una cultura entera que digerir y una plétora de agradables cafés en los que podía sentarme y observar a la gente. Yo ya me esperaba algo de eso, pero pronto me di cuenta de que no solo tenía ansia de probar un sinfín de especialidades coreanas a la barbacoa, sino de explorar una perspectiva completamente nueva.

Entonces me golpeó la dura realidad.

Aunque en Orange County yo era coreana, en Seúl era totalmente estadounidense y estaba a punto de vivir mi primer episodio de choque cultural. Tenía veintidós años, llevaba un bronceado de playa y mechones con reflejos, y tenía las habilidades lingüísticas en coreano de una niña de tres años. Tardé poco en darme cuenta de que mi nivel básico de coreano era, como mucho, rudimentario.

Recuerdo mi primer día en el trabajo. Era febrero, hacía un frío invernal de muerte, y después de navegar por el metro en hora punta con medias y tacones de aguja, me sentí bastante perdida. Finalmente, encontré el edificio, y una persona de recursos humanos me acompañó a que conociera a mi jefe. Estaba sola en una sala de reuniones cuando entró un hombre que parecía ser un poco más joven que mi padre. Era el señor Hong, y la manera respetuosa de dirigirse a él era Hong Boo-Jang-Nim, es decir, «señor director Hong».

—¿Hablas coreano? —Me preguntó en coreano.

—Un poco —respondí.

—Bueno, bienvenida al equipo *hong-bo*.

—Hum, ¿qué significa *hong-bo*? —pregunté dócilmente

—*Hong-bo* significa «relaciones públicas» —aclaró.

Era el departamento que él dirigía. El departamento en el que yo trabajaría. «Oh, mierda.» Y así perdí la oportunidad de causar una buena impresión. Al señor Hong se le notaba preocupado.

Resultó que, aunque los entrevistadores me habían asegurado que la mayoría del equipo de *hong-bo* hablaría inglés fluido, no era así, y mis nuevos compañeros temían tanto conocerme como yo temía conocerlos a ellos.

En California me había pasado tanto tiempo bajo el sol que la mayoría de la gente en Seúl creía que yo venía del Sureste Asiático y, en el trabajo, era la primera persona que contrataban de fuera de Corea. Cuando llegué, creo que todos nos sorprendimos de lo poco que encajaba yo allí; no tenían ni idea de qué hacer conmigo.

Pero yo estaba convencida de que quería sacarle el máximo partido a mi estancia en Seúl y sabía que tenía que adaptarme a la ciudad, ya que la ciudad no se adaptaría a mí. No tardé mucho en tomarme con filosofía todas las nuevas experiencias. El hecho de que mis compañeros de trabajo me acogieran bajo su amparo me ayudó mucho; mis compañeras me trataban como si fuera una prima lejana, una prima que, básicamente, había sido criada por lobos. (Tengo que decir que aparte de este turbulento inicio, el señor Hong y yo acabamos trabajando tan bien juntos que se convirtió en un socio crucial de Soko Glam después de jubilarse de Samsung con el rol de *sangmoonim*, es decir, vicepresidente.)

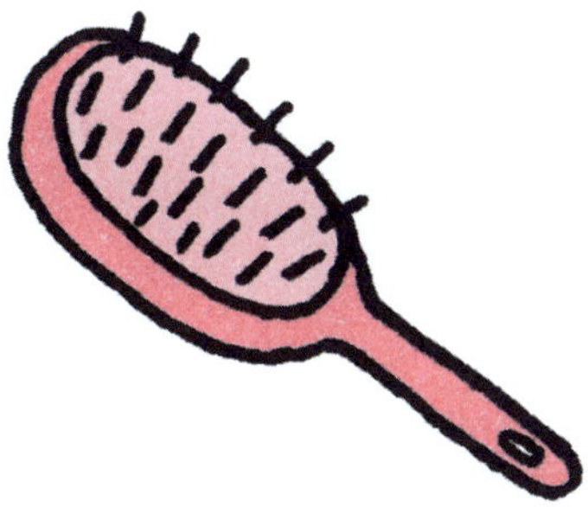

En mi oficina se burlaban de mí por llevar el pelo despeinado y enredado, y me encontraba con miradas perdidas cada vez que intentaba explicar que me había decantado por un *look* bohemio. Me consideraban una bárbara por no utilizar esencia en mi rutina de cuidado facial y se reían conmigo (o de mí) cuando reconocí que ni siquiera sabía lo que era. Cuando me preguntaron si había ido alguna vez a una casa de baños pública o si utilizaba exfoliante, opté por la salida fácil y básicamente mentí. «Sí, hace poco», dije, aunque en realidad no había pisado un spa coreano desde la pubertad.

Al pasar, mis compañeros me decían con franqueza: «Te puedo ver las ojeras desde ahí al fondo» o «¿Qué te está saliendo en la piel?». Mi comentario favorito, porque parecía proceder de una angustia genuina por mi bienestar, era: «Por favor, péinate».

Las familias asiáticas tienden a ser muy directas y no se lo piensan dos veces antes de decirte que estás engordando o que necesitas un novio, así que, como estaba acostumbrada a groserías bien intencionadas, en vez de dejar que eso me ofendiera, me hizo reflexionar sobre mi piel. Además, desde que me había sumergido en la cultura coreana, me había enganchado a las telenovelas, y puedo confesar que era lo suficientemente superficial (y aún lo soy) como para que las actrices me influenciaran. Sus rostros eran perfectos, ¡incluso cuando miraba la tele en alta definición!

MIS 5 TELENOVELAS COREANAS FAVORITAS

1. *«Mi amor de las estrellas»*
2. *«Contéstame 1997»*
3. *«Contéstame 1994»*
4. *«Full House»*
5. *«El príncipe del café»*

A la que empecé a pasar más tiempo con mis compañeros fuera del trabajo, descubrí que muchas de mis compañeras parecían mucho más jóvenes de lo que realmente eran, e incluso los chicos parecían saber más sobre cuidado facial que yo. No era raro que un chico supermasculino tuviera un frasco de protector solar y crema de manos encima de la mesa, y casi todos allí tenían su propio humidificador para evitar que el frío aire invernal les secara la piel. Las hileras de cubículos tenían un aire tan fresco como el de un bosque tropical en un zoo, y sus rostros estaban igual de frescos. Más que frescos, estaban radiantes.

Fuera de la oficina, la cultura del cuidado de la piel era igual de preponderante. En Seúl había una tienda de cosméticos en cada esquina. En serio, te podías poner en un cruce de Myeong-dong y ver las mismas tiendas miraras donde miraras. Cuando salía del trabajo y me dirigía a casa, pasaba por delante de docenas de escaparates repletos de cremas y tratamientos, y cruzar las puertas de alguno de aquellos establecimientos era como entrar en una misteriosa tienda de chuches. Había remedios para todo, tanto tratamientos para las ojeras como para evitar los granos en la barbilla, CC creams que te dejaban una piel natural y sin defectos, protegiéndote el cutis a la vez, o pequeñas cápsulas de gel que te frotabas por la nariz para deshacerte de los puntos negros. Miraba detenidamente las miles de mascarillas faciales de un solo uso, hechas con arroz, jalea real, ¡e incluso levadura fermentada! Esos tratamientos faciales de spa casero envasados costaban menos que un viaje de metro y resultaban aún más seductores con sus bonitos y sofisticados envoltorios. Había composiciones e ingredientes de los que no había oído hablar nunca, como cremas infusionadas con extracto de caracol para atenuar las marcas del acné, o veneno de serpiente para rellenar y reafirmar la piel. Todo era asequible y me pasaba horas en las tiendas, con ganas de descubrir diferentes fórmulas y poner a prueba varios mejunjes. Incluso llevando en la mano una bolsa llena de productos nuevos, aún me quedaba una lista de cosas en la cabeza que quería probar.

Con una oferta tan amplia de marcas y productos me quedaba en Babia intentando encontrar lo mejor, e incordiaba a mis amigos coreanos para que me contaran sus rutinas de cuidado facial y qué productos les habían dado mejores resultados. Yo también investigaba por mi cuenta, navegando por blogs de belleza coreana y viendo mi nuevo programa de televisión favorito dedicado a la belleza, «Get It Beauty», que parecía estar constantemente de fondo allí donde fuera. También tenía profesores y aliados entre los vendedores, que, a pesar de ser más jóvenes que yo (¿lo eran?), tenían muchísimo conocimiento acerca de los productos y de las técnicas de cuidado facial.

El hecho de que la piel fuera una prioridad se hacía evidente a diario en muchas ocasiones. Una vez, en el ascensor, subiendo para ir a mi piso, oí cómo un hombre mayor saludaba a la chica que estaba a mi lado, diciéndole en coreano: «¡Hoy tienes una piel increíble!».

Con mi visión periférica examiné tanto como pude esa piel tan increíble, que estaba realmente hidratada y radiante. Aquella mujer aparentaba tener unos veintitantos, aunque puede que tuviera unas décadas más. Su piel no tenía defectos ni poros, era casi perfecta, y su reacción demostró lo orgullosa que estaba de su cutis. Abrió más los ojos con satisfacción, y soltó una risita al halago, cubriéndose la boca educadamente con la mano.

Saqué dos conclusiones al observar esa interacción en el ascensor. Primera, el hecho de que él se diera cuenta de que la chica tenía una piel alucinante. ¿Qué hombre en Estados Unidos hubiera hecho eso? Segunda, la reacción de la chica fue de pura felicidad, como si le hubiera tocado la lotería.

Después de lo del ascensor empecé a ver pieles preciosas por todas partes. Veía miles de caras sedosas y lisas. Me daba envidia lo frescas e hidratadas que estaban y me preguntaba qué hacían esas mujeres para evitar que la piel se les quedara apagada o sin brillo.

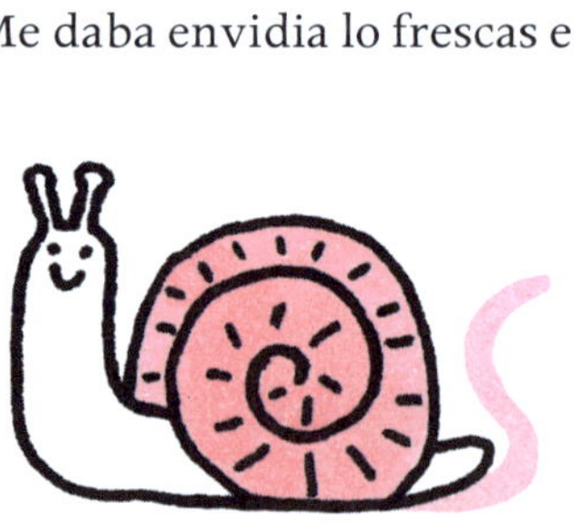

Ya sé lo que debes de estar pensando ahora mismo porque yo también lo pensé: «Esto es genética, tonta. ¡Ellos nacen así!». Pero la escéptica que llevo dentro se quedaba muda cada vez que me miraba al espejo: yo era cien por cien coreana y, aun así, tenía la piel tan apagada y sin brillo como la de una patata. Sabía que tenía que ponerme las pilas con lo del cuidado de la piel e, incluso, ajustar mi rutina si era necesario.

Cuatro semanas después de haber llegado a Corea, ya tenía mi propio humidificador encima de la mesa, y en vez de querer ir a tomar una copa de vino después del trabajo, me moría de ganas de llegar a casa para lavarme la cara. Ya sabes lo que dicen: «Allá donde fueres, haz lo que vieres».

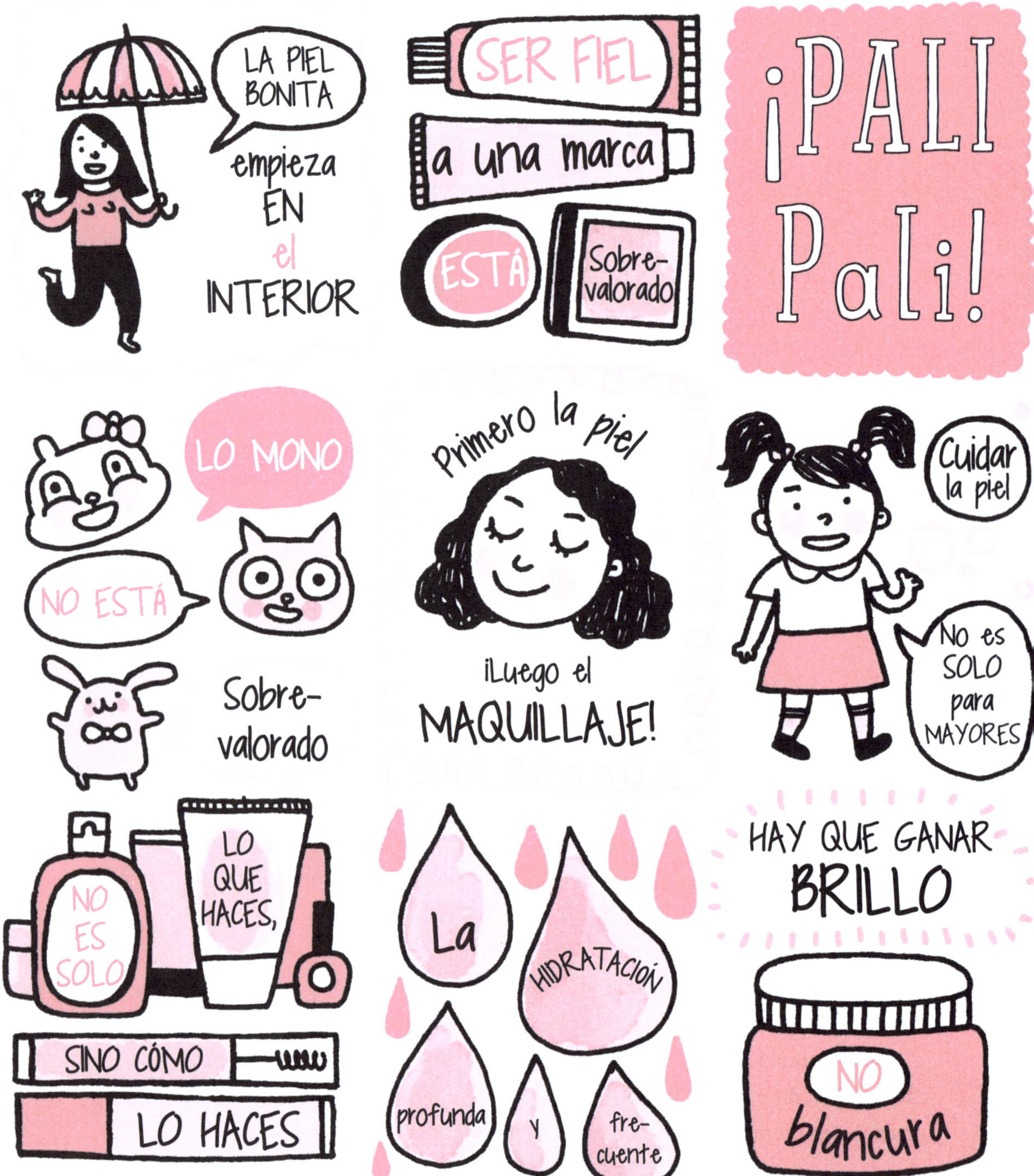
LA PIEL BONITA
empieza EN el INTERIOR
SER FIEL
a una marca
ESTÁ
Sobre-valorado
¡PALI Pali!
LO MONO
NO ESTÁ
Sobre-valorado
Primero la piel
¡Luego el MAQUILLAJE!
Cuidar la piel
No es SOLO para MAYORES
NO ES SOLO
LO QUE HACES,
SINO CÓMO
LO HACES
La
HIDRATACIÓN
profunda
y
fre-cuente
HAY QUE GANAR BRILLO
NO
blancura

2

Primera lección de belleza coreana:

la mentalidad de una cultura obsesionada con la piel

A la que pisé Seúl, no tardé en darme cuenta de que vivía en un sitio donde el cuidado de la piel iba más allá de lo superficial: era una parte de la cultura coreana. Era un concepto nuevo, pero cuanto más aprendía al respecto, más me emocionaba la idea de adoptarlo.

En la primera década del siglo XXI, la belleza coreana justo empezaba a abrirse paso en el resto de Asia, con un pequeño, aunque fiel, grupo de seguidores en Estados Unidos. En aquella época era un incordio conseguir productos de belleza coreanos: podías desplazarte a tiendas carísimas e impredecibles, o pedirlos por internet y aceptar el hecho de que el envío te costaría más que los productos en sí.

Y si no tenías una amistad coreana o alguien que pudiera darte información de primera mano, bueno, pues... suerte. Seguramente acabarías decidiendo a ciegas, intentando descifrar las etiquetas, sin saber cuáles eran las fórmulas o cómo se suponía que tenías que utilizar los productos. Solamente el precio te podía guiar para saber si se trataba de marcas de lujo o de lo peor de lo peor.

En mis viajes anuales a Los Ángeles para visitar a mi familia y reencontrarme con mis amigos, cargaba la maleta con lo último en emulsiones, tonos de pintalabios y parches para el contorno de ojos. Algunos productos eran regalos de cumpleaños atrasados, pero la mayoría eran peticiones específicas de amigas que me decían avergonzadas: «Aquí no se puede conseguir esto al mismo precio, así que ¿puedes traerme una docena?».

Otras amigas no conocían tantos detalles, sino que simplemente habían escuchado que las cosas eran «monísimas». Querían mascarillas faciales con dibujitos de caracoles de colores y me enviaban mensajes diciendo: «¡¡Me quedaré con cualquier cosa que tenga forma de oso panda o de fruta!!». Mi llegada a Estados Unidos provocaba gritos de alegría en mis amigas, pero yo ya sabía que no estaban tan emocionadas por mi llegada, sino por ese brillo de labios con forma de arándano.

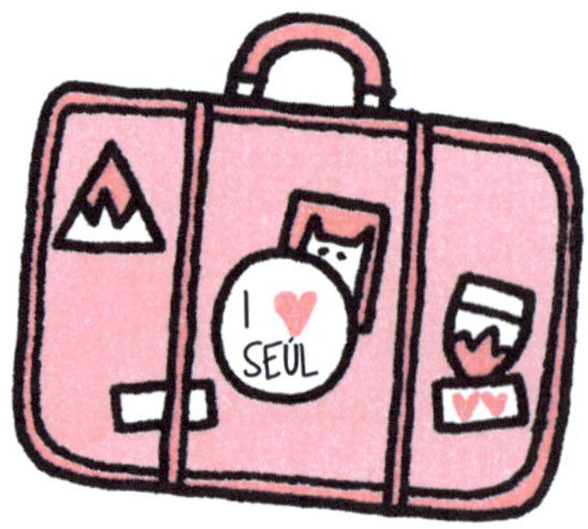

Me lo estaba pasando en grande en Corea y me había enamorado del país en muchos aspectos. Allí conocí a mi marido, en una cita a ciegas. Las citas a ciegas, llamadas *sogaetings*, son superfrecuentes en Corea. Los viernes les preguntaba a mis compañeros de trabajo cuáles eran sus planes para el fin de semana, y a menudo tenían unas dos o tres citas. Probé unas cuantas *sogaetings* con coreanos, pero cuando una amiga de California me sugirió que quedara con un coreano estadounidense graduado en la academia militar de Estados Unidos, con el rango de capitán y destinado a Seúl, bueno, me quedé con ese. Además, en Seúl, Dave y yo encontramos también el amor compartido de nuestra vida, *Rambo*, el caniche de un amigo, al que decidimos adoptar.

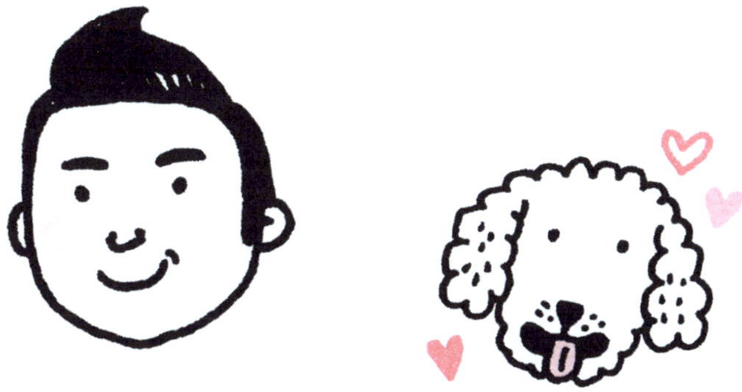

Vivir en Corea me hizo creer de verdad en la gente. Era un país que tenía mucho que ofrecer al resto del mundo y yo quería compartirlo.

El cuidado de la piel al estilo coreano se había convertido en mi pasión. Me cambió totalmente la manera de concebir mi piel y la piel en general. Estaba convencida de que podía tener el mismo efecto en los demás, así que me marqué una misión personal: difundir el mensaje. Desde mi punto de vista, había una diferencia abismal entre Estados Unidos y Corea. A la gente le encantaban los productos coreanos, pero había mucha confusión y falta de información sobre ellos.

Tanto Dave como yo veníamos de familias de emprendedores, así que decidimos intentar desmitificar la belleza coreana: abriríamos una tienda online y se lo pondríamos fácil a los estadounidenses para encontrar sus (nuevos) productos favoritos.

Rambo y yo acampamos en el salón de casa entre un montón de mis productos estrella preferidos, que había utilizado durante meses y años, y allí empezó todo. Aunque *Rambo* era adorable, parece que no era un gran experto en belleza, así que todo estaba en mis manos.

Primero pensé en Soko Glam como un proyecto secundario. Mis primeros intentos de sacar fotos a los productos fueron tan horrorosos que incluso Dave no era capaz de mentirme y decirme que estaban bien, así que recurrí al propietario de un pequeño estudio de fotos de pasaporte que había cerca de mi piso, que poco trabajo debía de tener, porque hicimos un muy buen trato: cuatro dólares por foto.

Yo escribía las descripciones de los productos en primera persona y explicaba lo que me gustaba de ellos y los resultados que había notado al usarlos. Luego subía las fotos de estudio y le daba a «publicar». Así fue cómo se inauguró oficialmente Soko Glam.

El primer pedido fue de mi amiga Jackie y el segundo, de mi hermana. No sé cómo corrió la voz. Eso sí, en cuanto publicaron un pequeño artículo online sobre la empresa, empezaron a llover los pedidos, ¡de desconocidos! Y no todos eran coreanos estadounidenses. De repente se agotaron las pocas existencias que guardaba en la estantería de arriba de mi armario. ¡Qué fuerte! Estaba claro que a gente de todo tipo le apasionaba la belleza coreana, y quería tenerla «ya».

En el momento en que lanzamos Soko Glam, la belleza coreana había causado furor en Estados Unidos. El término *hallyu* («ola coreana») hace referencia a la cultura pop, la cual es enormemente popular fuera de Corea y abarca desde música hasta telenovelas, vídeos de YouTube e, incluso, comida. Los productos de belleza se montaron en la cresta de la ola como si no hubiera un mañana.

Parecía que la belleza coreana estaba por todas partes, desde artículos sobre los productos de belleza coreanos más raros (¡leche de asno para la piel seca!, ¡veneno de víbora del templo para las arrugas!) hasta blogs de belleza que promocionaban la ahora famosa rutina de diez pasos (no te preocupes, llegaré a esto en el capítulo siete, te lo prometo). Así fue como se popularizaron los productos coreanos. La aparición en la prensa avivó el interés del público general, y el *feedback* de mis clientes, que me hacían llegar a través de correos electrónicos, *tweets* y comentarios, era muy positivo y explicaba cuánto les encantaban los productos que compraban.

También me di cuenta de que estaba sucediendo algo inesperado, pero maravilloso: nuestros clientes no solo consideraban Soko Glam un sitio donde comprar productos, sino también donde aprender sobre el cuidado de la piel. Mostraban mucho respeto por la cultura de la belleza coreana y querían aprender a cuidar su piel siguiendo esos métodos.

La piel bonita empieza en el interior

La belleza coreana no se queda en la rutina de diez pasos o en las mascarillas faciales de un solo uso. No es solo lo que utilizas, sino lo que piensas. En mi experiencia, esto es lo que he observado en la belleza coreana y en la mentalidad que la propicia. La prioridad número uno es el bienestar y el aspecto de tu piel. Pero en Corea, la cultura de la piel va más allá de los productos, y tanto hombres como mujeres hacen todo lo posible para protegerse y nutrirse la piel. Tanto si utilizan sombrillas para protegerse de los rayos UVA como si beben té antioxidante para prevenir el envejecimiento prematuro (seguramente hagan ambas cosas), los coreanos reconocen que el cuidado de la piel es para ellos una práctica holística. Hay varios pasos diferenciados que contribuyen al objetivo de tener una piel bonita en general.

Ser fiel a una marca está sobrevalorado

Los clientes coreanos rara vez se muestran fieles a una única marca, lo cual provoca que las empresas de belleza se mantengan siempre alerta. Los compradores esperan constantemente a que salga lo último al mercado y la industria de la belleza coreana tiene que desarrollar productos rápidamente para satisfacer esas necesidades. Esto también significa que los productos tienen que cumplir expectativas, porque nadie los va a utilizar de forma continuada si no funcionan.

Los clientes tampoco piensan automáticamente que los productos coreanos sean superiores al resto de las marcas. Muchos coreanos utilizan cosméticos de marcas de lujo procedentes de Estados Unidos, Europa u otros lugares. Si husmeas en la repisa del baño de un coreano o en su bolsa de maquillaje, seguramente encontrarás una abundante y variada mezcla de marcas, tanto locales como internacionales.

¡Pali pali! *(rápido, rápido). La innovación lo es todo*

Las empresas coreanas son capaces de idear un producto y sacarlo a la venta en seis meses. Le sacan todo el partido a la rápida evolución de la tecnología e intentan ir un paso por delante de los deseos de los consumidores. Se trata de ser el más rápido en sacar un nuevo producto al mercado.

Esto significa que no tendrás un exceso de productos que hayan estado a la venta desde que tu abuela era niña, ya que se pone más énfasis en lo nuevo que en lo clásico. Esto influye en gran medida en que la cosmética coreana sea tan divertida. Seguramente, no querrás llevar la misma ropa toda tu vida, así que ¿por qué deberías utilizar la misma crema hidratante?

Lo «mono» no está sobrevalorado

Las empresas coreanas tienen claro que el envoltorio es importante. Puede que nos hayan advertido que no nos dejemos engañar por las apariencias, pero en este libro no hay ningún problema en guiarse por las apariencias y juzgar un colorete por las orejas de gato del estuche o un rímel por los dibujitos de dinosaurios que contiene.

Vale, estoy exagerando, porque está claro que no utilizarías ninguno de estos dos productos si fueran una bazofia. Pero si son de buena calidad, ¿por qué no pueden ser bonitos también? Los productos bien diseñados son más divertidos y reafirman la idea de que el cuidado de la piel no es solo una obligación, sino algo que se disfruta. De cremas de manos a toallitas para absorber la grasa, llevas productos de belleza a todas partes y los utilizas a menudo. Si tienes que mirar cualquier cosa varias veces al día, más vale que, de paso, te haga sonreír. Y si te hace sonreír, será más probable que lo utilices. Cuanto más probable sea que lo utilices, más resultados verás. ¿Lo ves? ¡Todo esto forma parte de un plan para lograr una piel sana y brillante!

Primero la piel, ¡luego el maquillaje!

En vez de intentar tapar las imperfecciones con maquillaje y soluciones localizadas, los coreanos tienden a centrarse en productos de cuidado facial que vayan a la raíz del problema y lo traten antes de que empiece. Depender exclusivamente del maquillaje no solo se ve poco natural, sino que es un parche temporal para un problema de larga duración.

Esta mentalidad es exactamente el motivo por el que las calles de Seúl están repletas de mujeres que, muy hábilmente, lucen con acierto un «maquillaje natural». Al dominar el cuidado de la piel, preparan un lienzo inmaculado; así pueden salir con poquísimo maquillaje y seguir teniendo una apariencia perfecta.

Cuidar la piel no es solo para mayores

De niños nos enseñan a mantener una buena higiene: a lavarnos los dientes antes de ir a la cama, las manos después de ir al baño, etcétera. En Corea, a los niños se les enseña también a cuidarse la piel. Mucho antes de que tengan que preocuparse por el acné en la adolescencia, se les enseña todo, desde la exfoliación y la hidratación hasta la generosa aplicación de protección solar.

Hay una diferencia abismal entre esto y lo que la mayoría de las culturas occidentales consideran «cuidar la piel». Prevenir es mucho mejor que curar. La mayoría de los coreanos utilizan protección solar muchísimo antes de que les empiecen a aparecer manchas a causa del envejecimiento y se ponen crema hidratante mucho antes de tener que preocuparse por las arrugas. Se les enseña que con tiempo y esfuerzo puedes controlar tu piel en vez de quedarte de brazos cruzados y esperar a que llegue el día en que tu piel decida sabotearte.

Por desgracia, no empezamos a cuidarnos la piel hasta que los granos hacen acto de presencia justo antes del baile de fin de curso y, más tarde, con los primeros signos de envejecimiento, nos ponemos a correr como locos para comprar la crema más cara del mercado. Cuando eres joven y estás sano, es cuando más fácil y beneficioso es conservar el cuerpo en buen estado, y lo mismo pasa con la piel. Ya sabes lo que dicen: loro viejo no aprende a hablar. Y parece que ocurre lo mismo con el cuidado de la piel. Si empiezas de joven a adoptar unos buenos hábitos, se convertirán en algo automático e instintivo. En cambio, si te esperas a ser mayor, te las verás y desearás a la hora de adoptar una rutina de cuidado facial.

No es solo lo que haces, sino cómo lo haces

Aunque la mayoría de la gente se pone crema hidratante y punto, las mujeres coreanas utilizan entre seis y diez productos en su rutina diaria para cuidarse la piel. Y no pienses que echan mano de lo que les queda más cerca y se embadurnan sin más; ¡el orden en el que se aplican los productos también es importante!

Empezando por el que tiene una consistencia más ligera y acabando por el más denso, cada capa de producto tiene su tiempo y espacio. Cada paso obedece a un objetivo distinto: preparación, regeneración, tratamiento, hidratación o protección. También es importante cómo aplicar los diferentes productos: dando toques con la yema de los dedos para repartir una esencia, masajeando un contorno de ojos para extenderlo o aplicando una base de maquillaje con una esponja. Porque embadurnarte no siempre es lo mejor (ya lo abordaremos más adelante en más detalle).

La hidratación: profunda y frecuente

Cuando hablamos de belleza, una piel hidratada y firme es el atributo más codiciado en Corea del Sur. Mientras que la sociedad occidental tiende a centrarse en lograr un cutis con un aspecto mate, las coreanas preparan y dejan a punto la piel para que quede luminosa y brillante. Una piel hidratada es lo contrario de una piel grasa: se trata de un *look* fresco, no grasiento.

Además de sus rutinas diurnas y nocturnas, muchos surcoreanos se hidratan con espráis faciales y lociones hidratantes varias veces al día y combaten el aire seco con humidificadores (los cuales suelen estar bien diseñados y son casi obras de arte). Para lograr una hidratación más concentrada utilizan mascarillas faciales de un solo uso y mascarillas de noche para darle un pequeño chute energético a la piel (y a la persona que las lleva).

Hay que ganar brillo, no blancura

El objetivo final del cuidado facial es lograr un brillo radiante. Muchos cosméticos coreanos llevan en la etiqueta «blanqueante» (*whitening,* en inglés), pero realmente quieren decir «efecto iluminador». La piel brillante parece que esté iluminada desde dentro, y los surcoreanos adoran realzar esa luminosidad con unas trampitas de maquillaje. Dicho de otro modo, los iluminadores son el mejor amigo de una chica con la piel hidratada.

La mayoría de los productos coreanos «con efecto blanqueante» los puede utilizar la gente con cualquier tono de piel sin perder realmente color. La mayoría contiene arbutina (un extracto procedente de las hojas de gayuba o de morera), un ingrediente natural que inhibe la producción de melanina. Sin embargo, ¡hay que comprobar siempre las etiquetas como norma general!

El cuidado facial no es solo un lujo

Gracias a los clientes quisquillosos y a la demanda generalizada, incluso los productos coreanos de cuidado facial más innovadores suelen ser asequibles. Hay tiendas de cosmética en cada esquina (e incluso en las estaciones de metro), así que tener una piel radiante está al alcance de todos, y no tienes por qué pensar de entrada que va a costarte un ojo de la cara. Puedes conseguir ingredientes efectivos y fórmulas innovadoras (envueltos en lujosos embalajes) y, además, pagar el alquiler.

Ninguna rutina es estándar

Rara vez encontrarás a dos personas que compartan la misma rutina de cuidado facial. Incluso los productos más populares e imprescindibles (aquellos que aparecen en todos los blogs) no son aptos para todo el mundo, y puede que a ti no te funcione lo que te recomiende encarecidamente tu mejor amiga. Nunca te sientas en la obligación de utilizar productos a ciegas, basándote en lo que has escuchado, porque la piel de cada persona es única y reaccionará de manera diferente a los diferentes ingredientes y fórmulas.

En las culturas occidentales nos han enseñado a comprar productos para el cuidado facial según la edad (o «madurez») de nuestra piel, pero esto es una simplificación excesiva. No solo debes fijarte en tu edad, sino que debes analizar tu piel y determinar qué problemas tienes que tratar.

Por desgracia, el cuidado de la piel es un proceso de prueba y error, y, realmente, ni hay una forma de hacerlo bien a la primera ni puedes copiar lo que haga otra persona y esperar obtener los mismos resultados. También es importante saber que la piel cambia continuamente porque, ya sabes, la vida pasa.

Las coreanas lo tienen muy claro. Han aprendido a ser conscientes de cuándo les funciona un producto. Y en caso de que no les vaya bien, lo tiran sin pensárselo dos veces. ¡Maldito envoltorio bonito!

Responsabilízate de tu piel y ¡diviértete!

Tu piel no tiene por qué ser un misterio. Puedes tenerla bajo control, sin despertarte cada mañana preguntándote qué habrá aparecido durante la noche. Sí, esto te va a llevar un tiempo y requerirá un poco de esfuerzo por tu parte, pero no tiene por qué ser una tarea fastidiosa. Estoy hablando de mimarse a una misma, no de limpiar la cocina.

Cuando empecé a aprender a cuidarme la piel, tuve la gran suerte de tener cerca a gurús coreanos del cuidado facial (básicamente, mis nuevos amigos coreanos), que me enseñaron a iniciarme en ese mundo con una rutina razonable formada por varios pasos. Aunque al principio me parecieron muchos productos, me sorprendió que la rutina no me llevara más de diez minutos por la mañana y por la noche. Muchos de los pasos eran acciones que llevaba a cabo solo una o dos veces por semana.

Disfrutaba mimándome la piel a mi manera y era genial poder saber tantas cosas acerca de algo de lo que antes no tenía ni idea. Cuando viajaba a nuevas ciudades con un clima diferente o me estresaba por alguna fecha de entrega en el trabajo, puede que mi piel perdiera la compostura, pero yo no. Realmente llegué a conocerme la piel, lo cual fue esencial para mantenerla en buen estado. Y cuidarla no se me hacía pesado. Rápidamente mi rutina se convirtió en el momento estrella de mis mañanas y mis noches, y no tardé mucho en darme cuenta de lo que necesitaba usar y de qué productos me convenían.

Y ¿a quién voy a engañar? A la que vi los resultados, aquello se convirtió en una adición. Mi piel apagada y seca empezaba a tener un aspecto más brillante y elástico, y el tono era más uniforme y nítido. Mis líneas de expresión y los poros eran cada vez menos visibles, y tenía la sensación de que me estaba sacando de encima todos esos años de más que me había puesto yendo a la playa. Mi piel tenía un tacto perfecto.

Cuando volví a California para pasar las vacaciones, se disiparon todas las dudas que tenía de que todas las mejoras estaban en mi mente y no en mi piel (es decir, el efecto placebo). Allí la gente me halagaba con lo bien que se me veía la piel, lo cual no me había pasado nunca , y no lo podía evitar, estaba radiante.

HISTORIAS DE LA PIEL: Young Ah Kim

DIRECTORA CREATIVA DE CROSSPOINT NEW YORK, UNA EMPRESA DE ESTRATEGIA GLOBAL DE MARKETING Y DISEÑO QUE TRABAJA CON TOO COOL FOR SCHOOL, MOONSHOT, DR. JART+, INNISFREE Y LANEIGE

En Corea, la industria de la cosmética es muy competitiva. Las empresas buscan constantemente la manera de diferenciarse del resto. El envoltorio es una manera de destacar porque hace que los productos resulten atractivos y ayuden a mejorar la experiencia general del consumidor. Evidentemente, la calidad de los productos es importante, y aunque las empresas coreanas no suelen priorizar el envoltorio frente a la calidad, saben muy bien el valor de un buen embalaje y se aseguran de que no se quede a medio camino.

Cuanto más singular es un producto, más valioso es, y las marcas coreanas tienen que ser únicas para sobrevivir en un mercado extremadamente competitivo. Desde mi punto de vista, los coreanos son un mercado pionero, ya que les encanta probar lo último y lo mejor, y este es el motivo por el que tantos productos modifican el envoltorio o se renuevan después de solo uno o dos años de estar en el mercado, o se presentan en ediciones limitadas.

Con Too Cool for School, los clientes empiezan a estar satisfechos con la marca desde el momento en que entran en la tienda. Se pone mucho empeño en la decoración y está muy bien pensada. Está todo diseñado, del suelo al techo. Así que no solo se trata del envoltorio del producto, sino también de la experiencia al comprar. Es como si te trasportaran a otro mundo. Queremos que sea estimulante y divertido, y dar a nuestros clientes una experiencia totalmente nueva, algo que llegue a todo el mundo y que no hayan visto antes.

Esto no solo es aplicable a tiendas de cosmética, sino a todo tipo de negocios coreanos de venta al por menor. La experiencia visual se enfatiza adondequiera que vayas. Si entras en una cafetería, te darás cuenta de que la decoración está pensada al milímetro para darle un aire óptimo de cafetería. Es casi como si el aspecto visual hiciera que el café supiera mejor. En Corea existe una sólida cultura de diseño visual y de marcas. Somos afortunados de formar parte de eso.

CÓMO HACER UNA DOBLE LIMPIEZA

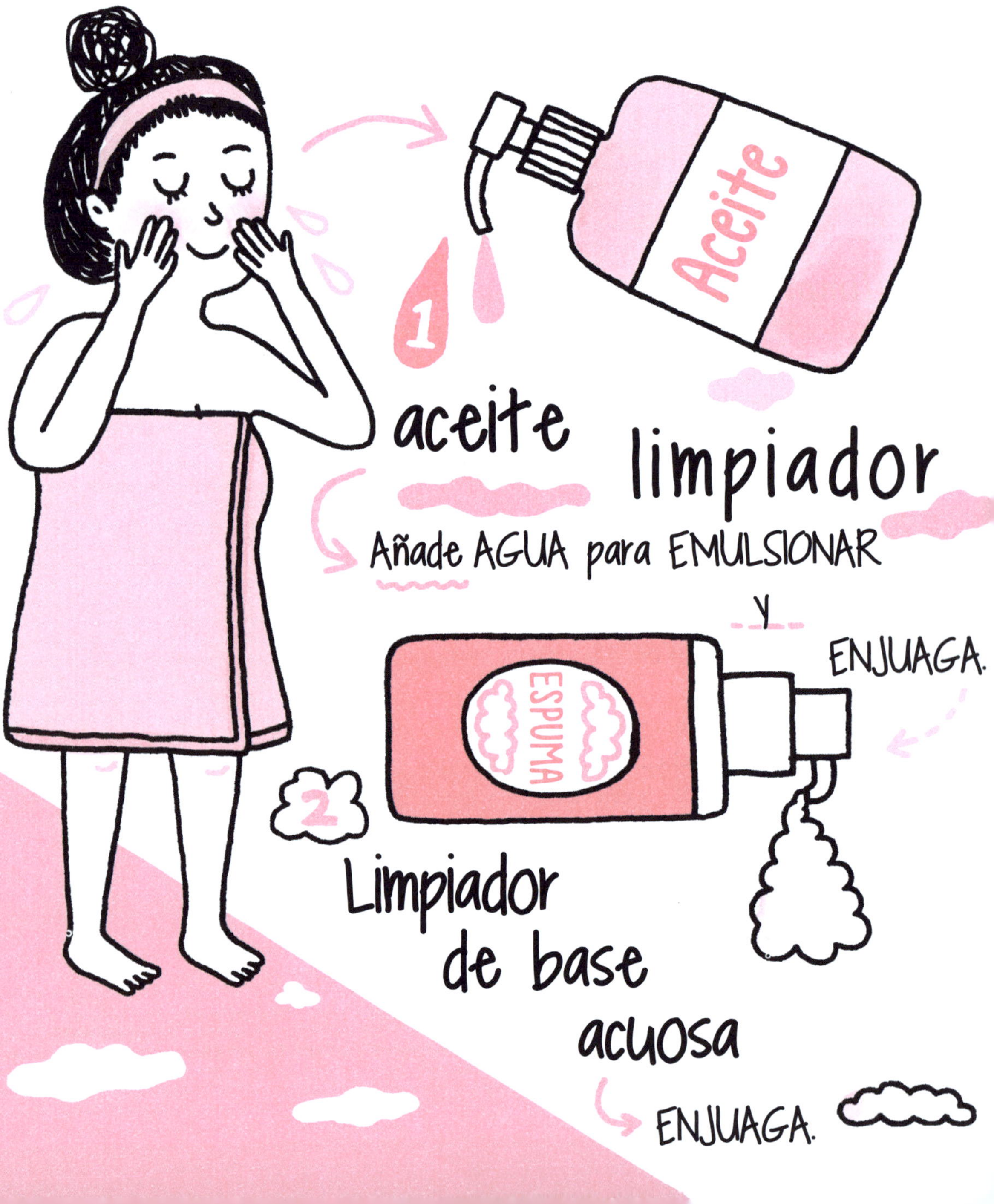
Aceite
1
aceite limpiador
Añade AGUA para EMULSIONAR
y
ENJUAGA.
ESPUMA
2
Limpiador de base acuosa
ENJUAGA.

3

La doble limpieza:

limpiar la piel es tan tonificante que repetir es gratificante

Cuando me mudé a Seúl, empecé a aprender cosas nuevas casi al instante. Por ejemplo, cómo tomar varios chupitos de soju en una cena de empresa y conseguir llegar al trabajo a la mañana siguiente, cómo dirigirme a las personas mayores y cómo utilizar un bidé (y que me gustara).

Todo esto era de esperar. Lo que no me esperaba es aprender también a limpiarme el cutis. Pero ¿a qué venía tanta historia? Llevaba diez años haciéndolo, y eso ya debería contar como experiencia. ¿Qué intríngulis podían tener el agua y el jabón?

Pero he aquí el quid de la cuestión: aunque lavarte la cara correctamente no es nada difícil, incluye algo más que agua y jabón.

No dudo que a estas alturas ya sabes que el cuidado facial es acumulativo. No hay ningún truco que pueda transformarte la piel de la noche a la mañana. Sin embargo, la condición de tu piel viene determinada por cómo la tratas día tras día a lo largo de meses y años. Dicho esto, todos queremos alguna recompensa inmediata, así que si quieres que tu cutis esté mejor cuanto antes, cambia la manera de lavarte la cara. No te engaño; tan pronto como lo puse en práctica, noté que, en solo una semana, mi piel se veía más nítida y estaba más suave.

Delitos y faltas en torno al cuidado facial

Antes de mudarme a Corea, siempre había creído que limpiarme la cara era uno de los pasos menos importantes en mi cuestionable rutina de cuidado facial. Se suponía que el limpiador tenía que enjuagarse, y estaba como mucho unos segundos en la cara, así que ¿por qué no escatimar en este paso y ahorrar tiempo y dinero? Mejor invertirlo en cremas hidratantes u otros potingues que se quedaran en mi cutis durante horas, porque estaba claro que esto es lo que realmente importaba en mi cuidado facial.

Pero no, la limpieza no es solo el primer paso de tu rutina de cuidado facial, sino también la base. Es lo que prepara la piel para que todo lo que utilices después resulte eficaz. Ahora que ya lo sé, le presto muchísima atención e invierto un poco más de tiempo y dinero para asegurarme de que estoy eligiendo el producto adecuado que no solo limpie, sino que limpie correctamente.

Cuando empecé a hablar con mis amigos acerca de la limpieza facial, me di cuenta de que no era ni mucho menos la única que no sabía exactamente cómo lavarme la cara. Muchos de mis amigos admitían que no le daban demasiada importancia y otros se daban cuenta de que se dejaban caer en la cama por las noches sin limpiarse la cara. Y lo entiendo, todos hemos vivido esas noches en las que te tomas unas copas, o simplemente estás para el arrastre, y solo pensar que tienes que pasarte cinco minutos más despierto para lavarte la cara es como... zzzzzzz. Pero llevarte el día entero a la cama no solo es malo para quienes tienen la piel grasa o con acné, sino que es malo para todo el mundo.

Como ya he dicho antes, la piel es el mayor órgano del cuerpo, y te quedarías de piedra si supieras lo grande que es; representa hasta un diez por ciento del peso corporal total (es un poco asqueroso pensar en esto, pero a la vez es alucinante). La principal función de nuestra piel es ejercer de barrera entre el interior de nuestro cuerpo y el resto del mundo; mantiene el agua dentro y todas las impurezas (como alérgenos, microbios y sustancias contaminantes) fuera.

Acostarte sin lavarte la cara puede obstruir los poros y provocar brotes de acné. El maquillaje, el sebo (una sustancia aceitosa y cerosa que segregan las glándulas sebáceas para protegernos la piel) y las impurezas medioambientales como la contaminación pueden fijarse en los poros, lo cual hace que parezcan más grandes y provocan la aparición de puntos negros (aunque tengan un color oscuro, los puntos negros no son mugre atrapada, sino una mezcla de células de piel muerta y sebo que se oxida y se oscurece cuando se expone al aire). Si le añades un poco de bacterias a ese lodo facial, conseguirás que se inflame y se infecte, es decir, te saldrá un grano de los de toda la vida.

#Sokosecret: Hagas lo que hagas, no te toques el grano ni intentes sacártelo. Si presionas con fuerza, las bacterias que viven en tus folículos pueden romperse y esparcirse a otros folículos, ¡lo cual puede causar la aparición de más granos!

Seguramente ya sabías que si no te lavas la cara, pueden salirte granos, pero estoy a punto de dejar caer otro bombazo: también puede acelerar el envejecimiento. La mugre que se acumula en la piel a lo largo del día contiene radicales libres, los cuales, contrariamente a ese nombre tan molón que tienen, ejercen efectos no tan molones en la piel. Deterioran y matan células cutáneas, lo cual, a su vez, descompone la elastina y el colágeno naturales (los elementos que mantienen la piel firme y tersa) y se forman arrugas. No lavarse la cara a conciencia cada noche para eliminar los radicales libres les da más tiempo para causar daños.

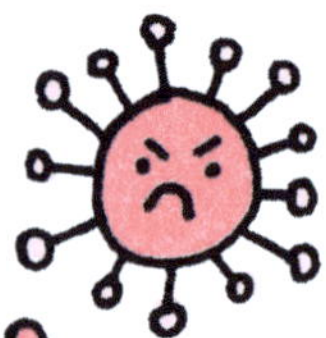

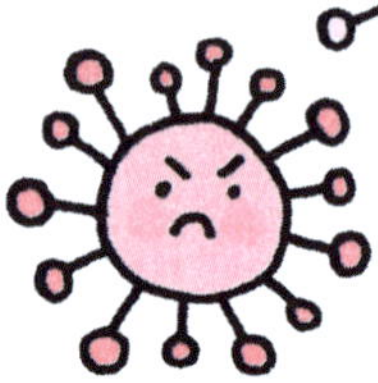

La contaminación atmosférica es una gran fuente de radicales libres y, para muchas empresas de belleza coreanas, el cuidado facial dirigido a combatir los efectos dañinos de la exposición diaria a la contaminación es uno de sus próximos hitos. La contaminación genera una preocupación cada vez mayor a escala mundial, pero las mujeres en Asia tienen otra razón más para estar preocupadas.

#Sokosecret: Para reducir los daños que ocasionan los radicales libres, puedes aplicarte antioxidantes por vía tópica o puedes consumirlos. Los más famosos son el té verde y las vitaminas A, C y E, así que tenlos siempre presentes.

Si pasas suficiente tiempo en tiendas de belleza coreanas (o ves bastantes veces el programa «Get It Beauty»), empezarás a darte cuenta de que la palabra *polvo* aparece muchas veces. No se refiere a las pelusas que se forman debajo de tu cama, sino al «polvo amarillo», un fenómeno meteorológico que ocurre en Asia en primavera, durante el cual pasan por Japón y Corea nubes de polvo del desierto procedentes de China.

El polvo amarillo va acompañado de un montón de agentes contaminantes dañinos, motivo por el cual verás que la gente de Seúl lleva máscaras los días en los que hay una alerta. Si no la llevas puesta, puedes oler la arenilla, saborearla y sentirla en tu piel. Aunque la contaminación del aire es mucho más extrema en China, es un problema que afecta cada vez más al resto del mundo. Si no consigo motivarte para que te laves la cara, espero al menos conseguirlo asustándote.

Te presento la «doble limpieza»

Limpiarse la cara y limpiarse la cara «a conciencia» son dos cosas muy diferentes. Mojarte la cara con agua y secarte con una toalla no puede considerarse para nada una limpieza facial (lo siento, chicos).

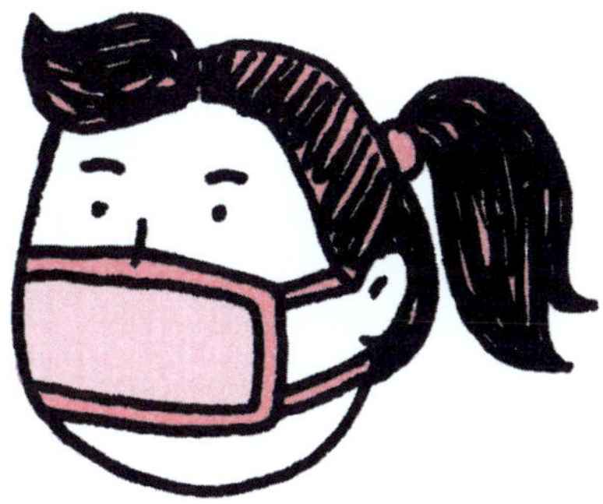

A las coreanas les obsesiona limpiarse la cara correctamente porque saben que es el primer paso hacia el objetivo final: una piel brillante, hidratada y suave. Incumplir su rutina de limpieza facial sería casi una blasfemia. Para muchas coreanas, limpiarse el cutis correctamente pasa por hacer una doble limpieza, es decir, una primera ronda con un aceite limpiador (*cleansing oil* en inglés) y luego una segunda con un limpiador de base acuosa (en inglés, *water-based cleanser*). Ya lo sé, ya lo sé; seguramente estés pensando: «¿Me estás diciendo que no solo me tengo que lavar la cara cada noche, sino que tengo que hacerlo dos veces?».

Todo esto de la doble limpieza no es solo algo propio de los coreanos. En mis clases de estética nos pasamos mucho tiempo hablando de la doble limpieza, y muchos dermatólogos estadounidenses también la recomiendan. Demasiadas veces la antigua Charlotte que vivía en California no cumplió con lo de lavarse la cara antes de acostarse. En cambio, ahora tengo ganas de que llegue la noche para pasarme un rato desmaquillándome y quitándome la mugre de la ciudad.

Vale, ya sé que esto suena a algo que solo diría una persona con TOC, pero créeme, mis amigos (y mi marido) darían fe de que soy una de las personas menos obsesivas que conocen. Básicamente, he aprendido a enfocar la limpieza del cutis y toda mi rutina de cuidado facial como una manera de relajarme después de un día estresante. Si no me lavo (como esa vez que me olvidé de llevarme el limpiador de vacaciones), me duermo con la fastidiosa sensación de que he dejado algo inacabado. Puedo sentir cómo el maquillaje monta una fiesta en mis poros como un adolescente el día que sus padres no están en casa.

¡Así que escúchame! Si lo de la doble limpieza te suena excesivo, plantéatelo así: si destinas un tiempo y prestas atención por la mañana a arreglarte la cara y ponerte productos, ¿no se merece el mismo cuidado para liberarla de todo eso por la noche? Si realmente quieres sacarte toda esa porquería de la cara (y estoy convencida de que así es), lo que te conviene es una doble limpieza. A continuación te enseño cómo hacerla.

Elimina el maquillaje de los ojos y los labios

Si no te maquillas los ojos, sáltate este paso. Ten en cuenta que el maquillaje de ojos y labios es el que más cuesta de eliminar (y es, a la vez, el que más probablemente te ensuciará la almohada), así que estas zonas son la máxima prioridad. Si me he maquillado los ojos más de lo normal, y sobre todo si llevo rímel resistente al agua, empapo un disco de algodón con desmaquillador, me lo pongo sobre uno de los ojos cerrados y lo dejo actuar durante unos diez o quince segundos. Si utilizas bastoncillos, ve pasando el algodón empapado del bastoncillo por el ojo, dejando que actúe durante unos segundos en cada zona.

Antes cometía el error de limitarme a frotar el algodón empapado por los ojos y limpiarme de inmediato. Luego me preguntaba por qué la línea de los ojos no se iba. Cuando llevas maquillaje resistente, necesitas que el desmaquillador se mezcle con los productos de base oleosa un rato para que se descompongan y sean más fáciles de eliminar. Dale tiempo y hazlo con cuidado, sobre todo si se trata de la piel que hay alrededor de los ojos, ya que es la más fina y, en consecuencia, la más propensa a arrugarse. Cuanto más fácilmente te salga el maquillaje, menos posibilidades tendrás de tirar y tensarte la piel.

Búscate un desmaquillador con base oleosa, y si con el que utilizas te escuecen los ojos o se te irritan, ¡tíralo ya! El escozor nunca es señal de que algo «funciona», sino una señal de que nuestro cuerpo no se lleva bien con ese producto. Además, si llevas lentillas, sácatelas antes.

La primera limpieza: el aceite limpiador

Los aceites limpiadores no son perjudiciales, ¡sino que son unos incomprendidos! En Occidente se nos enseña a menudo que en el cuidado facial debemos evitar cualquier cosa que contenga la palabra *aceite* por miedo a que se obstruyan los poros y salga acné. Pero, en realidad, esos aceites limpiadores pueden ser una bendición para las pieles grasas, sensibles y con tendencia acneica.

Las normas básicas de la ciencia nos dicen que el aceite se ríe del agua en su cara. Piensa en un aparcamiento en un día de lluvia: puedes ver manchas de aceite sobre los charcos, ya que no se disuelven. Sin embargo, al aceite le gusta el aceite, así que un aceite limpiador puede ayudar a descomponer y eliminar el exceso de sebo y de impurezas asociadas a productos oleosos como el maquillaje, las siliconas y el protector solar.

Yo supe por primera vez de la existencia de los aceites limpiadores cuando una generosa amiga en Corea me regaló uno. Recuerdo habérmelo aplicado con torpeza en el cutis y que no me gustó en absoluto. Tuve la sensación de que le añadía más aceite a la piel, en vez de sacárselo. Pero en el momento en que me enjuagué, me quedé pillada. Mi cara no estaba para nada aceitosa. Me la notaba más limpia y suave, e incluso brillaba más. Durante los meses que siguieron, me racioné minuciosamente el contenido de ese frasco, convencida de que era tan bueno que tenía que ser un secreto. Cuando finalmente descubrí que cada línea de belleza en Corea produce su propio aceite limpiador, mi atesoramiento fue reemplazado por una promiscuidad total. Quería probarlos todos.

Ahora no pasa ni una mañana ni una noche sin que use un aceite limpiador (cuando me voy de viaje, me llevo toallitas de aceite limpiador). Por la mañana, ya no utilizas el aceite limpiador para desmaquillarte, sino para deshacerte de todo el sebo y el sudor acumulado durante la noche, así como de cualquier resto de crema. Este proceso tiene un punto de diversión porque te administras el limpiador en las palmas de las manos y luego te lo pasas por la cara. Es una sensación fantástica. Cuando lo hagas, repártelo de manera uniforme por todo el rostro, utilizando las puntas de los dedos y realizando suaves movimientos circulares.

#Sokosecret: Puedes utilizar aceites naturales como el aceite de ricino o de coco, pero es más probable que te dejen un residuo aceitoso. Es mejor utilizar aceites limpiadores especialmente desarrollados y diseñados para que emulsionen y se enjuaguen fácilmente con agua.

Después de masajearme toda la cara con el aceite limpiador, añado un poco de agua tibia para que emulsione. Muchos productos, por simples que parezcan, no contienen un cien por cien de aceite, y en su fabricación se emplean numerosas tecnologías para hacerlos más efectivos. La mayoría están diseñados para convertirse en una sustancia cremosa al mezclarse con agua caliente, lo que permite enjuagarse con facilidad (el agua fría no funciona).

En el mercado occidental aún no existe una grandísima variedad de aceites limpiadores para el cuidado facial, pero la situación está cambiando rápidamente. En la actualidad, mis aceites limpiadores favoritos son los que vienen en formato sólido, de forma que el aceite no te gotea por los brazos o por el lavabo. Simplemente coges un poco, te lo colocas en las palmas de las manos y las frotas entre sí para que se vuelva líquido. ¡Tachán! La mayoría de esos son de los que emulsionan con agua caliente.

El masaje facial sirve para todo

Mientras te estés limpiando el cutis y te estés acariciando tranquilamente la cara, deslizando los dedos por todo el rostro, súmale uno o dos minutos al proceso y dedícate un automasaje facial, que, de paso, hará que la limpieza sea más profunda. Hacerte masajes faciales favorece la circulación sanguínea y contribuye a adquirir un brillo más saludable, por no mencionar que es muy placentero, ¿verdad?

Imagínate que la sangre es un repartidor de comida que circula por tu cuerpo: es la encargada de transportar los nutrientes del corazón al resto del organismo. Las capas más profundas de tu piel contienen pequeños vasos sanguíneos, pero las más superficiales no contienen ninguno, así que cuando te masajeas la cara, estás ayudando a darle un empujoncito a esa pequeña parcela de circulación. Esto es importante, sobre todo en invierno y en climas fríos, ya que la circulación cutánea disminuye con el frío, lo cual contribuye a la sequedad estacional de la piel.

Cuando te masajees la cara, hazlo en la dirección de los músculos, no en contra dirección. Empezando justo debajo de los pómulos, utiliza los nudillos de los dos primeros dedos (con las manos cerradas en un puño) para masajearte y sube ligeramente a partir de ese punto. Presiona tanto como te resulte gustoso, y el aceite evitará que la presión te tense la piel.

Luego, sin dejar de utilizar los nudillos, sube por los lados de la nariz hasta la parte superior de la frente y, seguidamente, baja por los contornos de la cara. Finalmente, utiliza las yemas para masajearte suavemente la zona de debajo de los ojos, ya que esto puede ayudar a drenar la inflamación. Empieza en el puente de la nariz y desplázalas hacia fuera en dirección a la sien.

Al terminar, enjuaga el aceite con agua caliente y sécate la cara dando suaves toquecitos con la toalla. Permíteme que insista: date «toquecitos» en vez de frotarte y tirarte de la piel hacia todos los lados. Tensarte el cutis arriba y abajo enérgicamente podría provocarte la aparición de arrugas.

Para serte sincera, no hay demasiados estudios científicos que muestren que los gestos faciales repetidos provoquen la aparición de arrugas, porque es un tema difícil de estudiar. Como las arrugas no se generan de la noche a la mañana, habría que mantener un ambiente controlado durante veinte años o más para poder obtener resultados fiables. Pero yo me lo creo, y resulta que, una vez más, mi madre sabía más que nadie al respecto. Yo tenía la costumbre de apretujar la nariz al reír. Cuando era más pequeña y mi madre me pillaba haciéndolo, me regañaba y me hacía parar. Yo no le prestaba atención, pero ahora, cuando me miro al espejo, no puedo evitar pensar que mi madre tenía razón: fruncir la piel produce arrugas y ahí las tengo, en la nariz.

La segunda limpieza: el limpiador de base acuosa

Este paso puede que te suene. Después de haberte lavado con el aceite limpiador, prosigue con un limpiador de base acuosa para hacer desaparecer cualquier resto de sudor, suciedad o cualquier desecho de base acuosa que aún esté por allí.

Para este paso puedes utilizar un limpiador en gel o en espuma, lo que tú prefieras, y lo que mejor le siente a tu piel. Al utilizar un limpiador de base acuosa, no importa a qué temperatura esté el agua, y ahí va un secreto: un limpiador que haga espuma no tiene por qué ser mejor que otro que no la haga. La espuma no aumenta la efectividad de un limpiador ni te aporta beneficios adicionales. Las empresas de belleza solo hacen que los limpiadores saquen espuma para darle a la gente lo que quiere: burbujas, muchísimas burbujas.

La clave de la limpieza facial en dos letras: pH

Ahora ya sabes cómo limpiarte la cara, pero ¿qué utilizas para ello? Como los limpiadores son una parte esencial del cuidado facial, es importante elegir el producto adecuado, y esto va más allá de lo que quedará bien en la estantería del baño. Aquí entra en juego la ciencia y, en concreto, el pH.

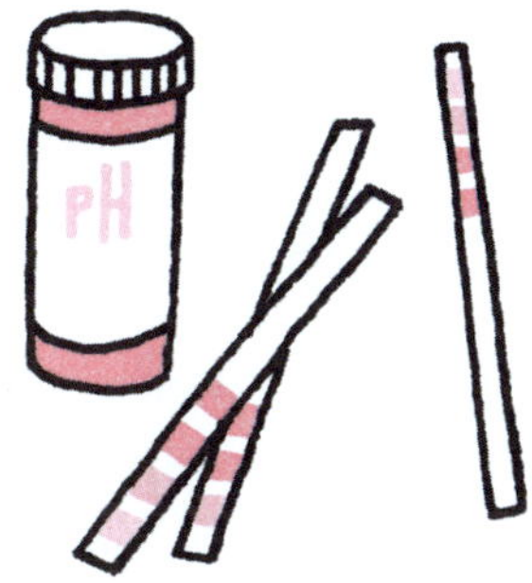

Aunque puede resultar un poco complicado entender el pH, una vez que lo pilles, te resultará fácil encontrar un limpiador con el pH adecuado para ti. El pH va del 0 al 14, una cifra que indica la proporción de acidez y alcalinidad de una sustancia, siendo 0 lo más ácido, 14 lo más alcalino y 7 lo neutro. En su estado óptimo, tu piel es ligeramente ácida, normalmente 5,5. Si tu piel es demasiado ácida, puede irritarse, ser muy grasa y propensa a erupciones. Si tu piel es demasiado alcalina, puede que tenga un aspecto apagado, que esté extremadamente seca y pierda brillo. La clave está en el equilibrio.

A mí antes me encantaba la sensación de tirantez que me dejaba ese limpiador antiacné de color naranja al lavarme la cara. Seguramente conozcas la sensación, es como si tu piel fuera a agrietarse al menor movimiento. Antes solía interpretarlo como una señal de que mi limpiador era efectivo, de que mis poros estaban más tensos e, incluso, más limpios. Pero lo cierto es que la tirantez no es una señal de que la piel esté limpia, sino de que está dañada. Los limpiadores que son demasiado alcalinos te secan la piel en exceso, dejándola sin aceites esenciales ni hidratación natural. Esto no solo puede provocar sequedad e irritación, sino que también puede hacer que las glándulas sebáceas intenten compensarlo generando demasiada grasa. Esto no es lo que querías, ¿verdad?

Tenemos la piel cubierta de una capa llamada «manto ácido», una fina barrera protectora compuesta de sebo y sudor. Hay muchos factores medioambientales (contaminación, humo, viento, agua) que pueden debilitar la piel porque rompen el manto ácido y aumentan las posibilidades de que la piel sufra trastornos como eccemas y rosácea. La lesión del manto ácido puede llegar a producir acné porque las bacterias penetran con mucha más facilidad cuando la piel está dañada y escamosa, ya que no puede retener su hidratación natural.

INGREDIENTE DESTACADO:
Peróxido de benzoílo

El peróxido de benzoílo es un ingrediente habitual en los tratamientos antiacné. Contiene propiedades antibacterianas y puede penetrar en los folículos capilares para matar las bacterias que causan los granos. Recuerda que también puede provocar escozor en la piel y secarla en exceso, lo que podría hacer que, entre otros efectos secundarios, se te enrojeciera o se escamara.

Este es el motivo por el que necesitas un jabón especial para el cutis y no puedes limitarte a utilizar esa pastilla que tienes en la ducha. De hecho, la típica pastilla de jabón perfumada es altamente alcalina (normalmente con un pH de entre 8 y 10) e irritante para los cutis delicados y para el cuerpo. Por otro lado, un limpiador demasiado ácido no te hará nada porque, de hecho, necesitas un poco de alcalinidad para disolver correctamente la suciedad y para que la limpieza sea efectiva. Si tienes una piel normal, el nivel de pH del limpiador que elijas no será trascendental, pero es algo que seguro deberían tener en cuenta quienes tienen una piel sensible o con tendencia acneica.

Comprobar el pH de todos tus productos de cuidado de la piel es algo sencillo y barato (además de divertido y un poco adictivo). Puedes comprar un puñado de tiras reactivas por cuatro duros en Amazon, en cualquier gran superficie o en una droguería. Mete la tira en tu limpiador o crema hidratante, y los colores empezarán a cambiar rápidamente. Al cabo de un minuto, compáralo con la guía de colores de pH que viene con las tiras reactivas. (Por cierto, solo tendrán pH los productos con base acuosa, así que no hace falta que analices los aceites limpiadores ni los hidratantes.)

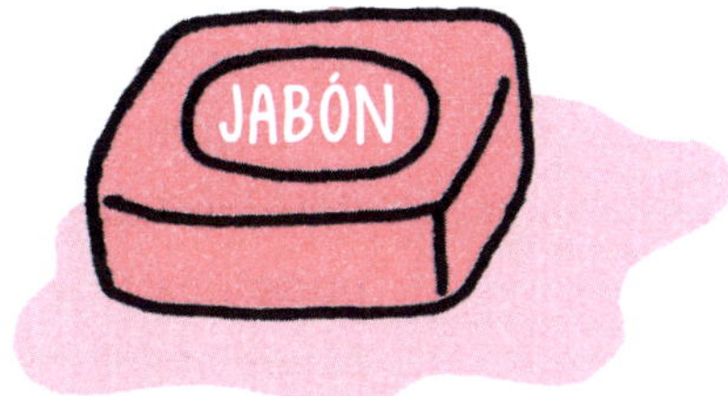

#Sokosecret: Generalmente, la piel del cuerpo es más gruesa (unos 0,6 mm) y menos sensible que la del rostro (0,12 mm), y por este motivo podemos tolerar un limpiador con un pH más elevado para el cuerpo. Sin embargo, estate atento a los jabones y los geles de ducha que te dejen la piel demasiado tensa o seca, y ponte siempre crema hidratante al salir de la ducha.

A tonificarse

Y ahora que hemos hecho la doble limpieza, toca sacar el tónico para poder, ejem, ¿volver a limpiar el cutis? Sí, pero ¡escúchame! Aquí lo que importa es el pH de tu piel, y los tónicos bien formulados están diseñados para limpiar y reajustar el equilibrio del pH de tu piel después de haber utilizado un limpiador muy alcalino.

Los avances en la tecnología del cuidado de la piel han provocado que cada vez menos empresas produzcan limpiadores alcalinos. Así pues, actualmente, los tónicos se centran en hidratar y reforzar la barrera de la piel para mantenerla suave y protegida.

Un tónico, lo llamen como lo llamen, sigue siendo un tónico, y en Corea, los más famosos llevan diferentes etiquetas, como «sérum activador» (*activating serum*), «refrescante» (*freshener*), «suavizante para la piel» (*skin softener*) e incluso «piel» (*skin*). Todos son muy suaves y están diseñados para proteger el manto ácido e hidratar. Suelen estar repletos de nutrientes, así como de humectantes (como la glicerina) que permiten que la piel conserve la humedad, y de ceramidas, que favorecen la unión de las células cutáneas.

Utiliza un tónico como parte de tu rutina por la mañana y por la noche (es decir, cada vez que te limpies la piel). Piensa en el tónico como si fuera la escuela primaria que prepara tus poros: les echa una mano con lo que vendrá a continuación y ayuda a que la piel absorba los productos de cuidado facial. Imagina que tu piel es una esponja seca. Si intentas esparcir una crema densa en una esponja seca, la repelerá, ya que no está preparada para hidratarse. Pero si mojas la esponja, la crema penetrará con más facilidad. Por eso justamente los tónicos son un gran complemento en tu rutina de cuidado facial.

Yo he utilizado una gran variedad de tónicos y he aprendido a mantenerme alejada de los que son «astringentes», un término que se utiliza para las fórmulas que contienen un alto porcentaje de agua de hamamelis o de alcohol. Si tienes la piel grasa, puede que disfrutes de la sensación de que se te desengrasa la piel, pero no caigas en la trampa. El alcohol inhibe la capacidad de la piel de autorregenerarse e, incluso, provoca más inflamación y acné.

Volvamos a aquella vez en que compré un tónico en Bloomingdale's por ochenta dólares: tenía tanto alcohol que olía a un producto de primeros auxilios de una farmacia y me provocó varios brotes de erupciones, además de dejarme la piel aún más aceitosa. Al final lo tiré, y durante un tiempo decidí no utilizar ningún tónico. Pero cuando mis amigos coreanos me alertaron de que evitara usar productos para la piel con un alto contenido de alcohol, los tónicos hidratantes se convirtieron en mi pan de cada día, y nunca he vuelto a mirar atrás.

INGREDIENTE DESTACADO:
Alcohol

Los productos que llevan alcohol desnaturalizado (normalmente llamado «alcohol» a secas) como ingrediente principal son horribles para la piel porque la pueden irritar, dañar la barrera cutánea y producir radicales libres. No lo confundas con los alcoholes buenos, como el alcohol cetílico y el alcohol estearílico (también llamado «alcohol graso»), que se utilizan a menudo como humectantes y tienen efectos beneficiosos.

A veces me gusta pasarme el tónico a una botella de espray y rociármelo por toda la cara y el cuello. Luego me lo esparzo suavemente dando toquecitos con los dedos, con lo cual todos esos ingredientes hidratantes y calmantes se absorben, y me deja la piel preparada para superar lo que esté por venir. Échale un vistazo a la página 107, que contiene una lista detallada de todos mis tónicos favoritos, para poder encontrar el que se ajuste a tu piel.

HISTORIAS DE LA PIEL: Soo Joo Park

SUPERMODELO

Nací en Corea, pero crecí en un suburbio de California. Me maquillo mucho para trabajar, así que cuando tengo el día libre, no me maquillo. Actualmente me limpio la cara dos o tres veces con una espuma limpiadora, y a veces lo hago con un cepillo facial eléctrico. Me enjuago la cara y la rocío con un poco de tónico, o bien utilizo un espray de coco en un disco de algodón; luego me pongo crema hidratante y de crema para el contorno de ojos.

Cuando tengo que trabajar, es otra historia. Tengo que añadir un paso previo, desmaquillarme, así que me pongo *Banila Co. Clean It Zero Classic*, un bálsamo limpiador de base oleosa que me masajeo por el rostro. El calor de mis manos derrite el bálsamo y lo convierte en un suave líquido. Descompone el maquillaje y hace que sea más fácil eliminarlo con mis toallitas desmaquilladoras *Koh Gen Do*. Después de la limpieza, empiezo mi rutina habitual. En este momento me encanta el *Belif True Aqua Moisturizing Bomb*, una crema en gel con una textura ligera y refrescante que se absorbe rápidamente y no me deja la piel pegajosa.

A veces llego a casa agotada y me quedo dormida con el maquillaje puesto (no se lo recomiendo a nadie).

Limpiarse la cara es muy importante porque tener la piel limpia es crucial para mantener un rostro joven y sin imperfecciones. Tener una buena higiene personal no hace daño a nadie.

Algunas noches me gusta darle un pequeño capricho a mi piel con una mascarilla facial de un solo uso. También procuro meter en el bolso una mascarilla cuando sé que me espera un vuelo largo, porque el aire en el avión es muy seco. La hidratación es importante para mantener la piel sana y bonita, y que se vea bien, aunque no lleves maquillaje. Al fin y al cabo, mi objetivo es maquillarme lo mínimo.

Si no estoy trabajando, pero aun así tengo la sensación de que debería arreglarme un poco, opto por el maquillaje natural. Lo consigo con solo un corrector y un poco de colorete en las mejillas. Normalmente no llevo los labios de colores chillones, pero me aseguro de no tenerlos agrietados. Mi bálsamo labial preferido es el que te dan en Korean Air, Davi Napa. Y tampoco salgo nunca de casa sin llevar en el bolso un paquete de papeles matificantes para controlar el exceso de sebo.

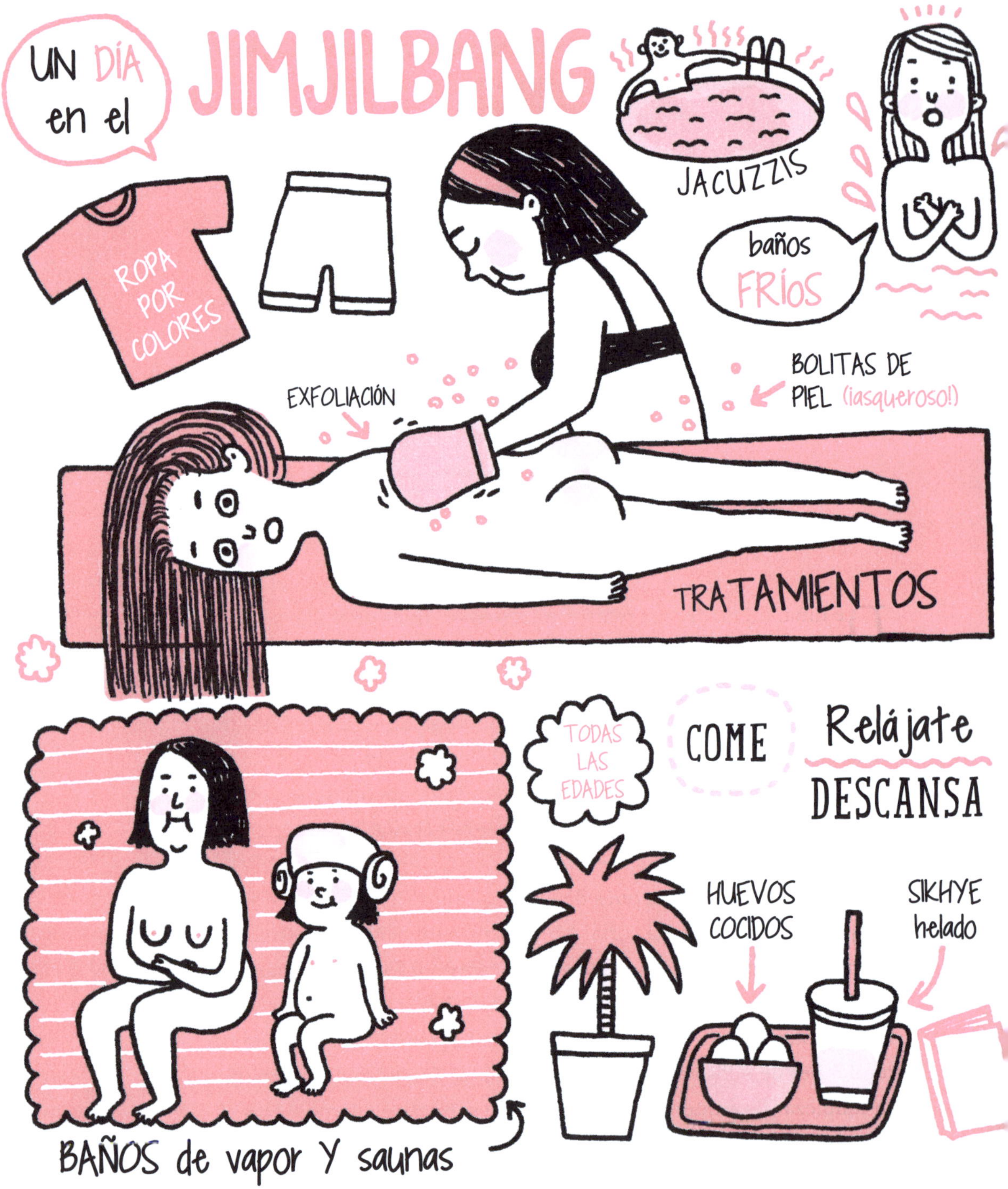

UN DÍA en el
JIMJILBANG
JACUZZIS
ROPA POR COLORES
baños FRÍOS
BOLITAS DE PIEL (¡asqueroso!)
EXFOLIACIÓN
TRATAMIENTOS
TODAS LAS EDADES
COME
Relájate
DESCANSA
HUEVOS COCIDOS
SIKHYE helado
BAÑOS de vapor y saunas

4

La magia de la exfoliación

(y cómo dominar el spa coreano)

De niña, mi madre me remarcaba la importancia de utilizar un trapo áspero para exfoliar el cuerpo entero, pero a la que mis pechitos del tamaño de una picadura de mosquito empezaron a brotar, ya no toleraba bien sus friegas semanales. La decisión de seguir con esa tradición en la bañera estaba en mis manos; sin embargo, me decanté por utilizar en su lugar lo mismo que todas mis amigas, es decir, una esponja vegetal, suave y agradable, y un gran frasco de gel de ducha afrutado.

Pero ya de adulta, después de empezar a ir a la sauna, la débil esponja vegetal se quedaba corta. Ahora utilizo un paño para exfoliarme de los pies a la cabeza en la ducha y he aprendido que exfoliarse no solo es placentero, sino que te aporta beneficios.

Pongámonos técnicos por un momento. La piel elimina de forma natural miles de millones de células cutáneas al día, lo cual contribuye a su limpieza. Es asqueroso, ¿verdad? Pero si nuestro cuerpo no las elimina correctamente o las desprende en menor cantidad, puede que la piel se reseque y se vuelva apagada, que se te obstruyan los poros y te salgan granos e imperfecciones, y que te quede un tono de piel irregular. Esta acumulación de células cutáneas puede, incluso, ser la causa de esos brotes de piel escamosa que hacen que parezca que lleves el maquillaje a parches, lo cual no puede corregirse ni con crema hidratante. La exfoliación le da un empujón a la eliminación natural de células cutáneas y promueve la regeneración celular, lo que resulta en una piel más brillante, con un tono más uniforme y una textura más suave. Puedes exfoliarte a diario, una vez por semana o solo una vez al mes, dependiendo del estado de tu piel.

Eliminar el exceso de células cutáneas también ayuda a que se absorban más fácilmente las cremas hidratantes y otros productos. Al no tener que enfrentarse a una capa de células muertas, los productos pueden ir directamente a la epidermis, lo que, en definitiva, significa que tu piel conservará más la humedad. La exfoliación también puede ayudarte a estimular la producción de colágeno (para mantener la piel firme), a mejorar la circulación y a reducir la aparición de líneas de expresión y arrugas. Si tienes la piel grasa o con tendencia acneica, la exfoliación te ayudará a eliminar las células muertas que pueden quedar atrapadas en los poros y provocar su obstrucción y la aparición de puntos negros.

Químico o mecánico: el exfoliante adecuado para tu piel

Tal como mencionábamos antes, al hablar de los limpiadores, la piel del cuerpo es más gruesa que la de la cara, así que no deberías emplear la misma fuerza ni los mismos utensilios en los codos que en las mejillas. La mayoría de los exfoliantes se dividen en dos categorías: mecánicos y químicos. La exfoliación mecánica utiliza productos como exfoliantes de azúcar o cepillos de limpieza facial (como el Clarisonic) para el rostro, o bien madres coreanas armadas con toallas italianas para el cuerpo, para deshacerse físicamente de las células muertas de la superficie de la piel. La exfoliación mecánica va bien en el caso de las pieles normales a mixtas, pero ve con cuidado si utilizas estos métodos en una piel con erupciones activas o en una piel seca o sensible.

#Sokosecret: Las pieles que suelen estar enrojecidas, hinchadas o irritadas podrían presentar eccemas. Si tienes eccemas, no utilices exfoliantes mecánicos ni químicos y, en su lugar, céntrate en hidratarte para proteger la barrera cutánea.

La desventaja de este método es que la naturaleza física del proceso de exfoliación mecánica puede irritarte la piel, al provocar que genere más grasa y más acné. Si tienes granos activos (como los que tienen puntos blancos), evita usar exfoliantes mecánicos, ya que, de lo contrario, se reventarán los granos y se esparcirán las bacterias por la piel circundante.

Aunque no tengas acné, ve con cuidado al utilizar exfoliantes mecánicos. Por ejemplo, si utilizas un cepillo eléctrico rotatorio, limita la cantidad de tiempo y la presión que ejerces sobre la piel. Además, vigila con los exfoliantes mecánicos porque si los materiales con que se ha fabricado el exfoliante no son de alta calidad, los extremos ásperos y puntiagudos pueden causarte microdesgarros en la piel.

En general, busca ingredientes como el azúcar, las perlas de jojoba o la avena, ya que son bastante delicados con la piel. Aunque los exfoliantes de nuez y albaricoque sean populares, contienen gránulos irregulares y con formas extrañas que pueden tener cantos afilados y causarte problemas en la piel.

Si utilizas un cepillo rotatorio o un paño exfoliante en la cara, puedes emplearlo durante el segundo paso de la doble limpieza con un producto de base acuosa. Si utilizas un exfoliante por separado, haz la doble limpieza y luego utiliza el exfoliante en la piel húmeda, enjuágalo y sigue con el tónico.

En el reverso de la moneda encontramos la exfoliación química, que utiliza ácidos o enzimas para eliminar las células muertas de la piel. Los ácidos y las enzimas descomponen y disuelven los lípidos, que son como el pegamento que mantiene unidas las células muertas. Algunos ácidos pueden actuar en profundidad en el interior de los poros y eliminar el sebo, lo cual es una ventaja adicional porque las células muertas no solo están en la superficie, sino que pueden alojarse en el interior de los poros.

#Sokosecret: Si quieres algo aún más suave, las enzimas (como la bromelina y la papaína, que provienen de la fruta) son una alternativa a los ácidos. Digieren las proteínas que hay entre las células cutáneas para ayudar a que se suelten y puedan desprenderse las que están muertas.

Los ácidos que se utilizan en los exfoliantes químicos se clasifican en ácidos alfahidróxidos (AHA) y ácidos betahidróxidos (BHA). Los AHA más habituales son el ácido glicólico y el ácido láctico, y ambos pueden encontrarse en productos de cuidado facial en concentraciones del 5 al 15 por ciento. A partir del 12 por ciento se considera *peeling* químico.

El ácido glicólico es una molécula de menor tamaño que el ácido láctico, así que penetra en los poros rápidamente y esto puede provocar irritación. El ácido láctico es una molécula de mayor tamaño que penetra más lentamente y, por consiguiente, tiene un efecto más suave que el ácido glicólico.

Un BHA muy conocido es el ácido salicílico, ideal para pieles grasas y con tendencia acneica porque descompone la grasa y los poros obstruidos, y es antiinflamatorio y antibacteriano. La mayoría de los productos de cuidado facial con ácido salicílico se pueden aplicar y dejar en la piel a lo largo del día si su concentración es del 1 o del 2 por ciento; sin embargo, si el porcentaje es superior, deberían enjuagarse. Una vez más, la clave está en la moderación, ya que utilizar demasiado ácido salicílico puede secarte la piel.

Si utilizas exfoliantes químicos, póntelos después de limpiarte la cara y aplicarte el tónico (procura evitar la zona de los ojos, donde la piel es extremadamente sensible), y luego sigue en orden el resto de tu rutina de cuidado facial. Si utilizas retinol o productos con receta, consulta con el médico si puedes combinarlos con otros productos sin correr ningún riesgo.

#Sokosecret: Tanto el ácido glicólico como el láctico tienen propiedades hidratantes, lo cual quiere decir que te permiten combatir los signos del envejecimiento y la hiperpigmentación, y rellenar la piel, a la vez que la exfolias. Puntos extra.

Piel muerta: la protección solar natural de tu cuerpo

Después de utilizar exfoliantes químicos o mecánicos, ¡no olvides hidratarte! La exfoliación debilita la barrera cutánea, así que hay que rehidratarla y protegerla con una buena crema hidratante.

Aunque es muy importante exfoliarse, lo cierto es que las células muertas son una defensa natural del cuerpo contra el sol, así que, si las hacemos desaparecer, provocamos que nuestra piel sea extremadamente sensible frente a los rayos ultravioleta. En ese momento eres más susceptible a la hiperpigmentación y a los daños causados por el sol, así que es de vital importancia que, después de exfoliarte, te pongas con regularidad una protección solar de factor 30 como mínimo. Pero, sinceramente, deberías ponerte protección solar cada día, al margen de si te has exfoliado (más detalles en el capítulo seis).

Exfoliación en serio: bienvenido al mundo de los spas coreanos

El spa es el pilar de la cultura de la belleza coreana. Hay spas coreanos (también conocidos como «K-spas») por todo el mundo, en las principales ciudades y barrios residenciales con importantes poblaciones coreanas, y puedes encontrarlos de la misma forma en que buscarías un spa occidental: por recomendación de tus amigos o de revistas, o leyendo reseñas de otros clientes por internet. Aparte de eso, dudo que los spas occidentales compartan más similitudes con los K-spas.

Aunque no hayas estado nunca en un spa, puede que los hayas visto en películas o en la tele: damas ricas y presumidas que toman sorbos de bebidas antioxidantes casi en un silencio sepulcral con rodajas de pepino en los ojos.

Ahora bien, para prepararte para un *jimjilbang* (la palabra coreana para *spa*, que más o menos significa «sala caliente»), tira todas estas ideas por la borda. En primer lugar, un *jimjilbang* es una experiencia muy familiar o comunitaria, así que no estarás envuelta en un lujoso albornoz, relajándote a solas con el sonido ambiental de un CD de pajaritos; nada de todo eso. Los *jimjilbangs* suelen ser lugares de reunión multigeneracionales donde la gente puede acudir a limpiarse y relajarse con sus madres, hijas, hermanas, padres, hijos, hermanos, primos, amigos e, incluso, con la pareja. En un spa coreano, puedes ver tanto a un niño de cuatro años como a un señor de setenta y cuatro.

Otra característica de los spas coreanos es que la gente va a cualquier hora del día. En vez de hacer una reserva para un tratamiento y después irte tan pronto has terminado, en el K-spa puedes comer, leer y relajarte. Y la mayoría abre las veinticuatro horas, así que puedes quedarte hasta la mañana siguiente.

Si eres una novata y no sabes lo que te encontrarás, puede que el K-spa te resulte un poco desconcertante la primera vez (hay mucho desnudo por allí, así que tendrás que dejar el pudor fuera). Pero una vez que sepas qué esperar de la experiencia, puede que te cree adicción.

Venga, deja que te acompañe por un día al K-spa.

Recepción

Los spas coreanos tienen zonas separadas para hombres y mujeres, pero también incorporan zonas mixtas donde todo el mundo puede juntarse para pasar el rato. Cuando llegas a la recepción en uno de esos spas, es probable que te den una llave con un número que se corresponde con la taquilla donde podrás guardar la ropa y los objetos personales, así como una ropa de un color específico para llevar en las zonas mixtas. Los colores son distintos para hombres y mujeres, y esa combinación de pantalones cortos y camiseta son una mezcla entre un pijama y la ropa que llevabas para hacer educación física en el cole. No es una ropa bonita, pero es cómoda, y eso es lo importante.

La ducha

Una vez que llegas al vestuario, te quitas la ropa de calle, pero no te pones aún la ropa de spa. La desnudez entra aquí en acción. Tan pronto estés en cueros, te vas a las duchas, donde te limpias antes de entrar en los jacuzzis o las saunas. Esto es un mecanismo del spa para asegurarse de que cientos de personas al día no traigan la mugre de la calle a las piscinas. Te lavas el pelo, la cara y el cuerpo, todo a conciencia.

#Sokosecret: En algunos spas te dan champú, suavizante y gel de ducha. Puedes llamar antes y preguntar si hace falta que te los lleves de casa; o si eres especialmente quisquilloso con los productos que utilizas, llévalos de todos modos.

Seguramente sea en ese momento cuando empieces a darte cuenta de que la desnudez se enfoca de forma un poco distinta a como se trata en el vestuario de un gimnasio, donde la gente intenta cambiarse y ducharse lo más rápido posible para reducir al mínimo el tiempo que está sin ropa. En los spas coreanos, las señoras se pasean desnudas, charlan desnudas e incluso se ayudan las unas a las otras a la hora de limpiarse; no es raro ver a amigos o parientes con el culo al aire, frotándose las espaldas entre sí con paños exfoliantes.

Puede que la primera vez te cortes un poco, pero en principio esta sensación debería desvanecerse en cuanto veas lo cómodos que están los demás y a medida que asumas que todo el mundo está tan concentrado en frotarse las extremidades que no te está prestando ninguna atención ni a ti ni a tus partes.

La sala de baños

Dentro del vestuario, y aún en una zona unisex, la sala de baños tiene muchas piscinas y jacuzzis diferentes. Normalmente, los jacuzzis están a distinta temperatura, que va de agua tibia a agua muy caliente, y puede que algunos tengan chorros en posiciones estratégicas para aplicar acupresión bajo el agua, que permite aliviar el dolor articular y mejorar la circulación. Puede que algunas de las piscinas contengan, incluso, tratamientos minerales o herbales. Un baño común es el de té de artemisa, que favorece la circulación y reduce la inflamación.

También es posible que la sala de baños disponga de saunas secas y salas de vapor tradicionales, así como también de piscinas de agua helada, que ayudan al drenaje linfático y suponen un impacto para el sistema encargado de que fluya la sangre.

Tratamientos y exfoliación corporal

La mayoría de los K-spas también ofrecen tratamientos, que van desde masajes o tratamientos faciales a exfoliaciones corporales clásicas. La exfoliación corporal es uno de mis elementos favoritos de la cultura coreana del spa (es la exfoliación más bestia que hay), pero repito que puede que te impacte si al escuchar la palabra *tratamiento*, te viene a la mente una sala privada con velas perfumadas.

Si te has apuntado a un tratamiento en un K-spa, seguramente te pedirán que te esperes en la sala de baños hasta que te toque, y luego alguien te llamará por tu número o vendrá a buscarte.

Las señoras (u hombres, para los chicos) que llevan a cabo los tratamientos son eficientes y suelen llevar uniforme: una ropa interior negra, nada sexy (piensa en unas gigantes bragas de abuela). Una vez que te han llamado por tu número, vas a la zona de tratamiento y te estiras en una mesa de masajes cubierta por un plástico.

Tan pronto te tumbas, te echan un cubo de agua caliente por encima para empezar a exfoliarte de los pies a la cabeza. Estas exfoliaciones se hacen con convicción y alcanzan casi cada milímetro de tu cuerpo. Te tendrán de piernas abiertas para poder exfoliarte la entrepierna y, aunque puede que sientas pudor en ese momento, recuerda que lo hacen decenas de veces al día y que ya han visto de todo.

Te sorprenderá saber que, de hecho, puedes ver cómo se desprenden las células muertas de la piel, que caen de la espalda en asquerosas bolitas de color gris. Es repugnante, sí, pero a la vez muy satisfactorio. Una exfoliación corporal coreana se hace con una cierta severidad y, para mí, es básicamente como si una tía a la que he conocido toda mi vida me exfoliara entera.

La mayoría de las exfoliaciones terminan con un corto masaje en la cabeza y las cervicales, y un lavado de cabeza. Al levantarte de la mesa de masajes, te sientes como si te hubieras quitado cinco kilos de encima y con un brillante resplandor por todo el cuerpo.

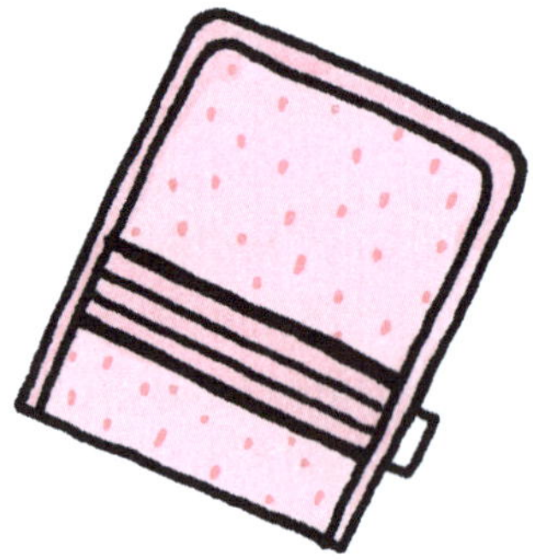

Por si aún no ha quedado claro, déjame que te lo repita: estas exfoliaciones son intensas. Yo aguanto muy bien el dolor, así que para mí no resultan dolorosas, pero cada persona es un mundo. Tengo amigos con la piel mucho más sensible que salen de allí rojos como tomates y a punto de llorar. La clave está en saber lo que te conviene y trasmitírselo a la señora de las bragas negras. Si algo te duele o te friegan demasiado fuerte, no lo sabrán a no ser que tú se lo digas. Y repito, una norma importante en el K-spa es que ¡no seas vergonzosa!

#Sokosecret: La mayoría de los K-spas utilizan «toallas exfoliantes italianas» (*Italy towels*, en inglés) para llevar a cabo las exfoliaciones. Se trata simplemente de grandes manoplas hechas totalmente de viscosa y de colores cantones. Aunque estas manoplas son una invención coreana, se llaman así porque, al principio, en los años sesenta, la tela se importaba de Italia. También puedes comprarte tus propias toallas exfoliantes para utilizarlas en casa. Se pueden comprar en Amazon o eBay.

La sala familiar

Una vez que estés supersuave gracias a la intensa exfoliación corporal, te pones el pijama del spa y te diriges a las salas comunes mixtas. Allí verás a familias enteras, a gente soltera y a parejas holgazaneando de lo lindo. Leen cómics, ven telenovelas, cotillean o se echan una cabezadita. Lo magnífico de esta sala es que tiene suelo radiante, así que lo de dormir en una superficie dura no había sido nunca tan placentero. No es raro ver a gente roncando profundamente, rodeada de un gran caos, directamente en el suelo, en una esterilla, descansando sobre un cojín con forma de ladrillo o en una silla reclinable.

Muchos spas coreanos disponen de bares con comida para picar o incluso de restaurantes, para que puedas saborear desde huevos cocidos hasta fríos boles de *naengmyun* (espaguetis largos y finos en un caldo frío) y *banchan*, un surtido de pequeñas guarniciones de cortesía, o postres dulces como el *patbingsoo* (judías rojas dulces con granizado y leche condensada). En muchos de estos sitios, te asocian la cuenta al número de taquilla para que no tengas que llevar encima dinero en efectivo ni tarjetas. Solo tienes que dar tu número y pagarlo todo al final.

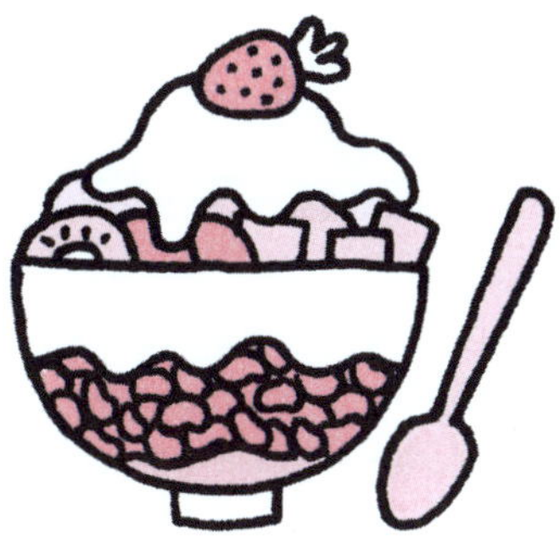

Aquí no se considera que te estés apalancando. En Corea, los *jimjilbangs* de veinticuatro horas son a menudo el refugio seguro para los trabajadores que van demasiado bebidos como para llegar a casa antes de ir a trabajar la mañana siguiente. Estos spas son especialmente populares en invierno, cuando la gente quiere sacarle el máximo provecho a los suelos radiantes.

Las saunas secas

Alrededor de los suelos radiantes, verás varias puertas que llevan a diferentes saunas. La temperatura en ellas oscila entre 15 y 95 °C, y todas ellas favorecen el descanso, la curación y el rejuvenecimiento.

Aunque cada spa coreano es diferente, es probable que la distribución de las saunas sea la siguiente: la sauna de sal, llena de este mineral, que mejora los problemas de la piel; la sauna de jade, supuestamente buena para reducir el estrés; la sauna de barro, llena de miles de bolitas de barro entre las que puedes enterrarte para que el calor te llegue por todos lados, y la *bulgama*, que es como si te cocieras en un horno de barro a 95 °C. En todas estas saunas debes llevar puesto el pijama del spa, y puedes quedarte en ellas tanto tiempo como quieras, aunque se recomiendan de diez a veinte minutos. Si esto de las saunas es nuevo para ti, empieza con poquito y aumenta el tiempo progresivamente. Ten también en cuenta que el calor nos afecta a cada uno de una manera distinta. Si te marea un poco o te aturde, puede que el *bulgama* no sea para ti, aunque dentro haya una señora mayor descansando plácidamente. Puedes cerrar tu ronda de saunas con una parada en el iglú de hielo, una sala fría que se supone que te reafirma la piel. Ese lugar también te sacará de golpe del estado de *shock* que ha supuesto vivir esa traumática experiencia coreana en general, con sus *naengmyun* y las saunas del *jimjilbang*, y te preparará para el duro retorno al mundo real.

La cultura comunitaria coreana

Cuando me planteé por primera vez lo de mudarme a Corea, a mis padres y a mis amigos les preocupaba que me sintiera sola. Aunque resultó que estaban equivocados, no iban tan desencaminados.

Al principio me pasé mucho tiempo sola en mi pequeño estudio (también conocido como *officetel*, una palabra compuesta por «oficina» y «hotel» que se refiere a un apartamento en un edificio multifuncional) cerca de la empresa donde trabajaba. Había tirado bastante dinero (mis escasos ahorros de toda la vida) para alquilarlo, así que tuve que pillar la mayoría de los muebles de expatriados que se los vendían a un precio muy rebajado cuando les tocaba abandonar el país y volver a casa.

El mobiliario de mi estudio incluía una pequeña mesa de picnic y un banco plegables que utilizaba como mesa del comedor y asiento. A un paso de la mesa tenía el colchón y justo al lado estaba la cocina. Digamos que no me convenía mucho cocinar cosas particularmente malolientes porque, si no, tenía muchas posibilidades de que el pijama, el pelo y los calcetines acabaran oliendo como el pescado frito de la noche anterior.

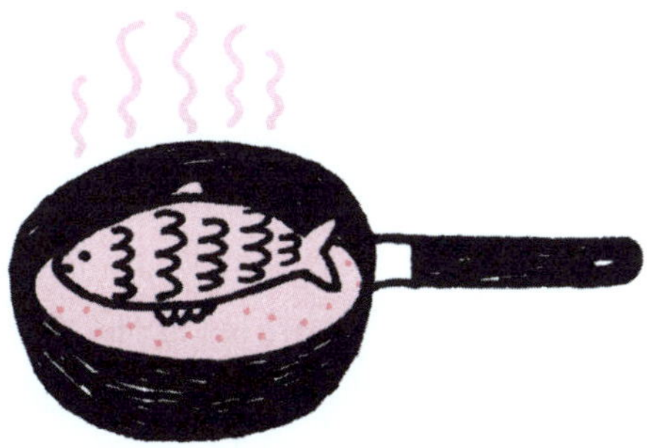

Aprendí rápidamente a evitar cocinar platos olorosos en el piso, aunque no fue un gran drama porque las opciones de comida para llevar en Corea son similares, si no superiores, a las de Manhattan. Podía pedir comida y en pocos minutos alguien me traía pasta con frijoles negros frescos, con todas las guarniciones, en un plato de verdad. Al terminar, dejaba el plato sucio en una bolsita fuera de la puerta de casa y el repartidor de comida lo recogía durante la siguiente ronda. Era el paraíso de los días de resaca.

Otra cosa que tiene similar a Manhattan es que Seúl está tan concentrado que salir del piso significaba estar a pocos segundos de deliciosas panaderías, cafeterías y colmados llenos de tentempiés. Había miles de restaurantes familiares donde servían comida casera a un módico precio. Aparte de unos pocos platos de comida rápida (como In-N-Out, del cual tengo antojo desde que vivo en la costa este de Estados Unidos), normalmente no tenía ansias de comer nada que no fuera coreano porque era fácil encontrar opciones de comida internacional: pizza, pasta, *pad thai* y tacos que te prometo eran tan deliciosos como en Estados Unidos.

Tal como era de esperar, con la comida coreana se te hacía la boca agua. Podía elegir entre calientes estofados picantes, gomosas tortas de arroz y platos de verdura fresca, pero eso sí, muchos de mis platos favoritos estaban pensados para compartir. Solo te traían las bandejas de barbacoa coreana y los cocidos picantes como el *budae jjigae* si pedías raciones de tamaño familiar. A ver, yo podía llegar a comer mucho, pero una barbacoa para dos estaba por encima de mis posibilidades.

Pronto aprendí que, en Corea, la comida no era lo único pensado para compartir y que se le daba mucho valor a pasar tiempo de calidad con amigos y familiares. Por eso los spas están diseñados para todas las edades. ¿Por qué vas a querer ir a alguna parte si no puedes llevar contigo a tu hija y a tu abuela?

Aunque nunca antes me había importado comer sola en público, de repente me daba vergüenza sentarme sola en un restaurante a reventar mientras tenía grupos a mi alrededor compartiendo las bebidas, las bandejas de carne y las ollas de sopa. Esa incomodidad que acababa de descubrir me hacía zamparme la comida a toda velocidad. También empecé a organizar más comidas con amigos, para preparar algunos platos caseros siempre que tenía ocasión.

Mis compañeros de trabajo sentían curiosidad por saber cómo me las apañaba, porque los coreanos no suelen tener su propio apartamento hasta que se van de casa para casarse y crear su propia familia. A mí me parecía muy bien estar con veintipocos años comiendo *ramen* sola delante de la tele (en California vivía sola desde los dieciocho), pero a muchos de los coreanos que conocían mi difícil situación creían que me sentía increíblemente sola.

Corea siempre me había parecido muy tierna, ya que era normal ver a parejas durmiendo abrazadas en el *jimjilbang* o acurrucadas en la esquina de la cafetería mirando series en un mismo iPad. Pero a la que empecé a entender que la mayoría de las relaciones no tenían privacidad hasta que la pareja se casaba, todo encajó perfectamente. Aquello supera de largo lo de quedar con los amigos o con el novio en casa, teniendo a tus padres como testigos de tus inseguridades adolescentes.

También estaba acostumbrada a la cultura estadounidense de entrar y salir rápido de las cafeterías, donde preguntar por la contraseña del wifi era algo mal visto y vergonzoso. Pero en las cafeterías coreanas les daba totalmente igual si te quedabas merodeando y, de hecho, te animaban a hacerlo. Pronto, las cafeterías se convirtieron en mi segundo salón y mi lugar favorito para trabajar, leer y ponerme al día con el correo electrónico.

Mirándolo con perspectiva, la parte más comunitaria de la cultura coreana fue la que integré mejor. Mi familia más cercana no estaba conmigo en Seúl, pero mis parientes y la gente nueva que conocí allí me hacían sentir como si siempre hubiera formado parte de sus vidas. Estaba claro que después de un año, entre mis compañeros de trabajo y yo había un *jeong*, cuya traducción aproximada es «alegre cariño». Así que, cuando un compañero me preguntaba que por qué mi coreano seguía siendo tan horrible o bromeaba diciéndome: «En serio, el chico con el que has quedado es demasiado guapo para ti», no me ofendía, porque me trataban como si fueran mis primos, a los que conocía de toda la vida.

Por suerte, cada vez que me siento nostálgica porque echo de menos esta sensación tan acogedora, solo tengo que acercarme hasta uno de los muchos spas coreanos que hay en Nueva York. Está claro que, seguramente, no habrá nadie que se meta conmigo porque me aprecia mucho, pero podré ponerme ese extraño pijama y echar una cabezadita en el suelo radiante del *jimjilbang*, soñando con *budae jjigae* y *hotteok* (*pancakes* dulces) en Seúl.

HISTORIAS DE LA PIEL: India-Jewel Jackson

DIRECTORA EDITORIAL, HEARST MAGAZINES DIGITAL MEDIA

Pasar la tarde en un spa occidental significa, normalmente, mimarse y liberarse del estrés, mientras que pasarla en un spa coreano implica socializar. Vas a relajarte en los baños, te pones al día con tus amigos y te hacen una limpieza minuciosa a la vez. Yo descubrí los spas coreanos porque buscaba un spa en Nueva York que abriera las veinticuatro horas. Quería reservar un masaje para mi madre a las doce de la noche para que empezara bien el día de su cumpleaños. El único sitio que encontré que lo ofrecía era un local en Koreatown. Después de mirarme bien las amplias opciones que ofrecían, decidí ir al spa con ella, y ¡desde entonces estoy enganchadísima!

Mi piel se queda extremadamente suave después de la exfoliación corporal y me encanta lo limpísima que estoy cuando terminan. Aunque parezca irónico, odio tener que estar desnuda para poder vivirlo. Nunca llegaré a sentirme cómoda yendo completamente desnuda delante de cincuenta personas desconocidas, por muchas veces que vaya.

Lo que sí es importante es que si vas a un spa coreano, ya sea en Nueva York, en Los Ángeles o en Seúl, tienes que estar preparado para experimentar una posible barrera lingüística, aunque no suele suponer un gran problema. Gracias a las cartas de servicios y a los animados gestos con las manos, la belleza tiene su propio idioma universal. Y ¡siempre acaba funcionando!

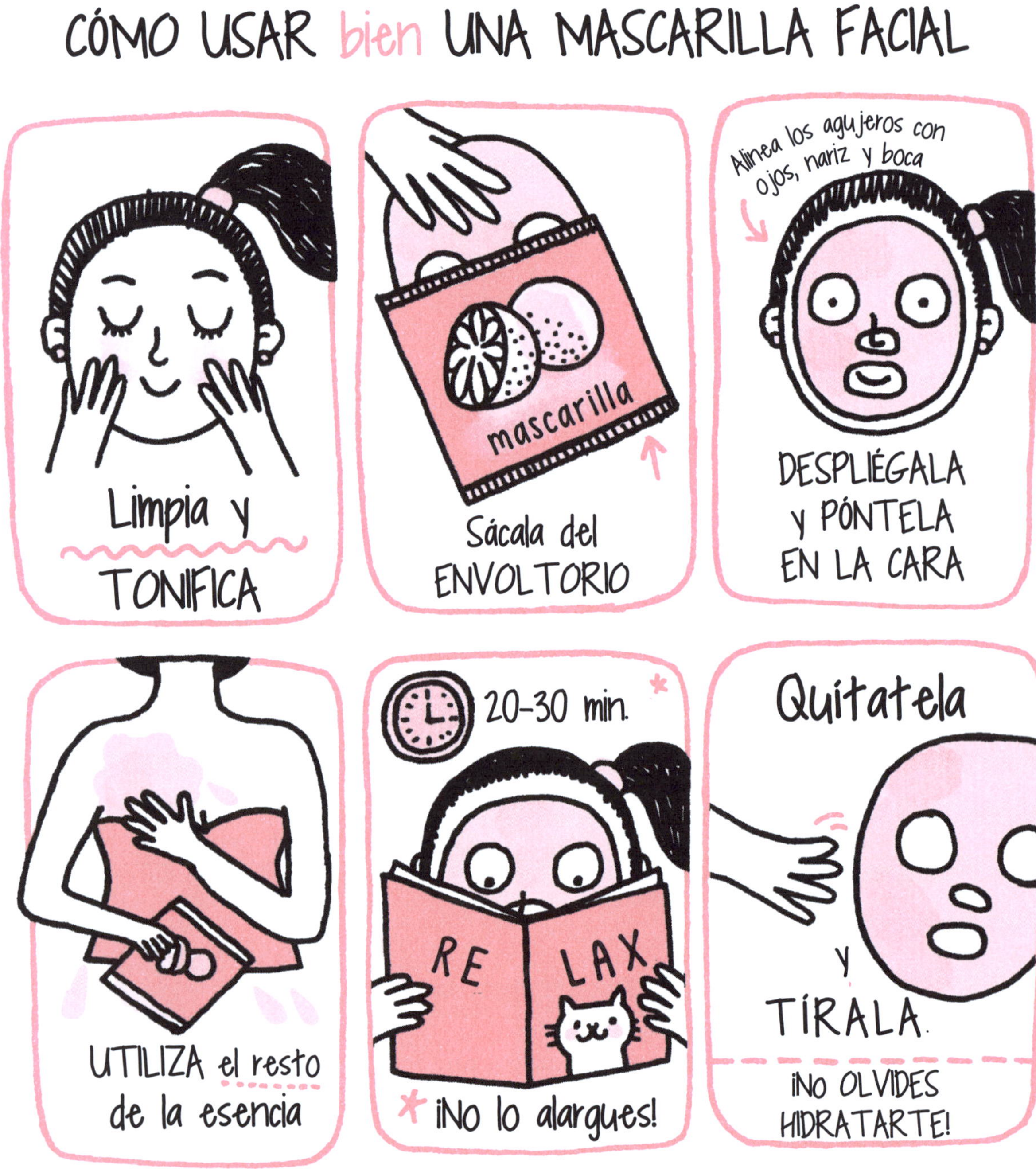
CÓMO USAR bien UNA MASCARILLA FACIAL
Limpia y TONIFICA
mascarilla
Sácala del ENVOLTORIO
Alinea los agujeros con ojos, nariz y boca
DESPLIÉGALA y PÓNTELA EN LA CARA
UTILIZA el resto de la esencia
20-30 min. *
RE LAX
* ¡No lo alargues!
Quítatela y TÍRALA.
¡NO OLVIDES HIDRATARTE!

5

Chok chok:

la hidratación y el arte de una piel perfecta

A los coreanos les encanta tanto el *look* fresco y perfecto que hasta tienen una expresión para ello, *chok chok*. Esta expresión no solo se refiere a la piel, sino que también se utiliza para describir algo que está literalmente húmedo. Aunque es algo muy deseado en Corea, se trata de un efecto que la belleza occidental, históricamente, ha intentado tapar con productos como prebases, bases y polvos matificantes, con todo aquello que mantenga la piel lo más mate posible. Pero a la que logras una piel *chok chok*, decides que no solo te sienta mejor, sino que también te queda mejor.

Brillante frente a grasiento

En Seúl quedaba a menudo con mis amigos para almorzar en Garosu-gil, una famosa calle bordeada de árboles con infinitos cafés, restaurantes y tiendas. Sentados a una mesa llena de cafés con leche calientes y repostería, charlábamos de todo un poco: de la pareja de prometidos que había cortado por las malas predicciones de un vidente, del último *mat-jib* (literalmente, «casa deliciosa», o sea, restaurante muy recomendado) y, por supuesto, de nuestro tema favorito: la belleza. Intercambiábamos sugerencias de productos como si fuéramos agentes de Wall Street aconsejándonos sobre la compra de acciones, y entre nuestras conversaciones aparecían declaraciones de lo más nuevo y mejor del mercado: «Te lo prometo, ¡esta base es muy asequible y se agotó hace semanas!». Asimismo, hablar de la *pibu* («piel» en coreano) de los demás era un factor imprescindible para evaluarlos: «Está saliendo con una chica nueva. ¿Habéis visto que *pibu* más increíble tiene ella?».

Inevitablemente, alguien sacaba el teléfono para ilustrar su teoría, y al principio no acababa de entender qué era lo que causaba tantos cotilleos y envidias. Vale, la nueva novia del exnovio de fulanita tenía una piel fantástica, pero ¿no brillaba demasiado? Que yo supiera, la piel grasa no estaba de moda. ¿Acaso no estaban para eso los papeles matificantes para controlar el exceso de sebo?

Pero cuanto más tiempo pasaba en Corea, y cuantas más mujeres observaba, más me daba cuenta de que no tenían la frente grasienta, sino brillante e hidratada. Era todo lo contrario a mate: saludable, suave como la de un bebé y radiante. Yo, que me había pasado la mayor parte de mi vida poniéndome polvos en un intento desesperado de matificar la piel, empezaba a poner en duda todo lo que sabía (acerca de la piel, al menos).

No quería subirme al carro de ninguna tendencia, pero a la que pensé en el *chok chok*, entendí que sería el futuro de la piel y no solo una moda pasajera. Estaba acostumbrada a matificarme la piel del rostro hasta el punto de tenerla agrietada, pero en cuanto empecé a prestar atención y a utilizar productos para hidratar la piel, no solo podía ver la diferencia, sino que también podía notarla. Me notaba la cara fresca, y ya no tenía que preocuparme por si se me desprendía la mitad inferior si me reía demasiado con una broma.

A estas alturas ya te has familiarizado con la limpieza facial, la tonificación y la exfoliación, todas ellas piezas fundamentales del cuidado facial. Pero ¿qué es lo que realmente marca la diferencia? La hidratación. Casi todo lo que has aprendido hasta ahora era un preludio, y esos productos eran solo el principio. Las estrellas de tu tocador son las que te hidratan la piel y te ayudan a retener la humedad.

Si, como yo, formas parte de la generación YouTube (e incluso en caso contrario), puede que visualizar todo esto te ayude. Imagina que tu piel es tu zapato de cuero preferido (vale, ya lo sé, pero ten paciencia...). Si no haces un mantenimiento adecuado del cuero con un abrillantador, llegará un momento en el que el cuero empezará a agrietarse o, incluso, a pelarse. El zapato tendrá una textura áspera y un color apagado. Nadie, repito, nadie quiere que su cara parezca un zapato de cuero viejo.

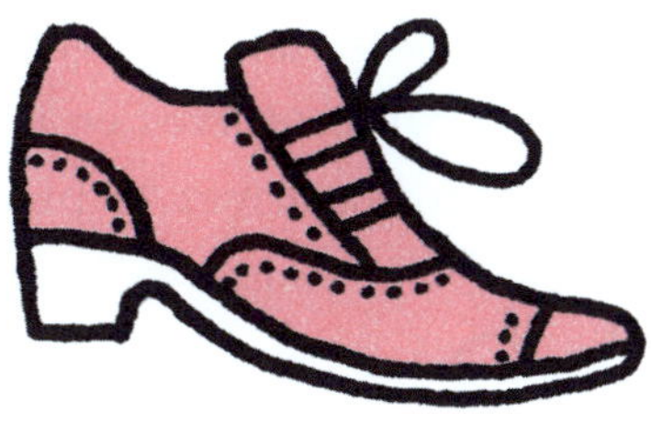

Hay aspectos en los que, en realidad, tu piel se parece al cuero: si la cuidas y la mantienes hidratada y elástica, con el tiempo notarás la diferencia. Si no hidratas ni proteges la piel, verás realmente el desgaste de la vida en tu cara.

Hidratar la piel permite que se rellene y tape las grietas, lo cual ayuda a reducir la visibilidad de las líneas de expresión. No, esto no significa que puedas echarte un poco de crema y ver cómo las líneas de expresión y las arrugas desaparecen por arte de magia, sino que esas líneas serán más visibles en una piel constantemente deshidratada.

Pero dejemos a un lado la vanidad por un momento y finjamos que no te importan las arrugas: la hidratación sigue siendo importante porque ayuda a tu piel a mantenerse sana. Sin una hidratación extra, la exposición diaria a diversos factores del medio ambiente (sobre todo a aquellos a los que te expones después de haber eliminado tus aceites naturales al lavarte la cara dos veces al día) puede provocar pequeñas fisuras en la capa más externa de la epidermis (la parte de la piel denominada «capa córnea»), lo cual la vuelve más susceptible a las bacterias y a los trastornos cutáneos. Puede que te pique la piel, que esté escamosa e irritada, e, incluso, que te salga más acné. Imagina que la capa córnea es un diminuto huevo de Fabergé (o un iPhone nuevo): es fino y delicado y ¡tienes que protegerlo!

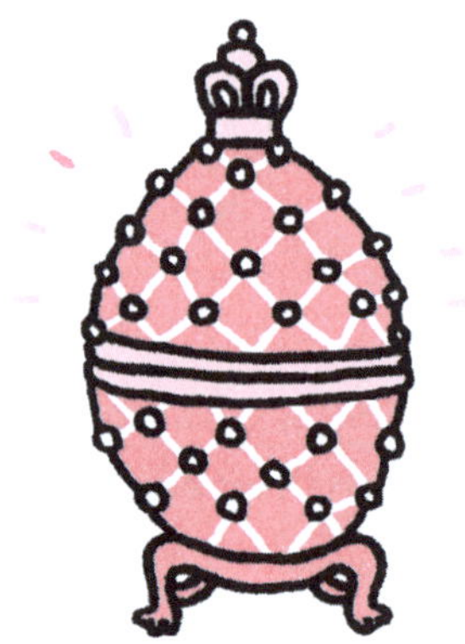

Hidratación de día y de noche: así se hace

Lamentablemente, no puedes echarte agua en la cara y pensar que ya está, porque, de hecho, eso puede tener el efecto contrario a lo deseado y secarte aún más la piel. Las moléculas del agua son demasiado grandes como para penetrar en la piel, pero se les da muy bien lo de sacarle el agua. Si la piel pudiera absorber el con tanta facilidad, cada vez que nos ducháramos nos hincharíamos como peces globo (y podemos estar agradecidos de que no sea así).

Las fórmulas hidratantes funcionan porque hidratan la piel con ingredientes que contienen moléculas más pequeñas que aportan hidratación a la piel y se quedan allí una vez que han penetrado. Y aunque empapar la cara con agua no la hidrate, los productos se absorben mejor cuando se aplican sobre la piel húmeda.

Tal como he explicado en el capítulo 3 con el ejemplo de la esponja seca y la esponja húmeda, es ventajoso empezar con la piel húmeda. Yo he adquirido el hábito de ponerme los cosméticos justo al salir de la ducha (incluso antes de secarme el pelo) y así potencio realmente la absorción de todos los productos, desde el tónico hasta la crema de noche.

También hay un orden específico para aplicarte los productos de cuidado facial, empezando con los de consistencia más ligera (como los tónicos líquidos) y pasando luego a los más densos (como la crema hidratante). Si te pusieras la crema más densa al principio, al resto de productos les resultaría más difícil penetrar a causa de la barrera aceitosa que hubiera creado esa primera crema. Por este motivo, la mayoría de los tónicos se formulan para ser muy diluidos, ya que se trata del primer producto que te aplicas.

Premia tu piel con un tratamiento

¡Un momento! Antes de empezar a ponerte esa crema hidratante, puede que quieras utilizar un producto de tratamiento formulado para abordar específicamente los problemas cutáneos como la falta de brillo, las manchas oscuras, las rojeces o las líneas de expresión.

Antes de llevarte las manos a la cabeza y maldecir a los dioses de la belleza por mandarte otro paso más a tu rutina, recuerda que eres tú quien decide si quiere usar esos tratamientos según lo que tu piel necesite. Si tienes la piel en un estado excelente y no tienes ninguno de los problemas mencionados antes, felicidades, puedes pasar del tónico a la crema hidratante sin preocuparte. Incluso si decides añadir un tratamiento a tu rutina por la mañana o por la noche, no tienes que hacerlo cada día.

En defensa de eso de añadir algún producto más, tengo que decir que los tratamientos son una parte muy importante en la rutina coreana de cuidado facial, y la mayoría no solo se utiliza para tratar, sino para prevenir. Estos productos de cuidado facial son el núcleo de cualquier rutina coreana para el cuidado de la piel porque utilizan los ingredientes más potentes y están diseñados específicamente para combatir y reducir los signos de la edad. La mayoría de estos productos llevan la etiqueta de «esencia» (*essence*), «ampolla» (*ampoule*), «sérum» (*serum*) o «estimulante» (*booster*). Deja que te lo explique, porque ¡a veces es difícil controlarlos todos!

Esencias

Las esencias son muy conocidas en Corea, ¡hasta el punto de que muchos coreanos creen que es el corazón de su rutina! En general, las esencias tienen una consistencia más fina y acuosa que los sérums y las ampollas, pero la mayoría contiene ingredientes activos que ayudan a hidratar, iluminar e igualar el tono de la piel, le dan firmeza y reducen la visibilidad de las arrugas. Aplícalas después del tónico y antes de la crema hidratante, y espárcelas con toquecitos suaves por toda la cara.

Ampollas, sérums y estimulantes

Aunque haya productos etiquetados como «ampollas», «sérums» o «estimulantes», todos se suelen utilizar de la misma manera y con el mismo fin. Tienen una consistencia más densa, con una concentración más potente de ingredientes (imagínatelos como la reducción de una esencia), y se utilizan a menudo como tratamientos antimanchas, ya sea para hacer frente a las manchas oscuras de las mejillas o las líneas de expresión que aparecen alrededor de la boca. Normalmente vienen en frascos de cristal con cuentagotas, para que puedas emplear exactamente la cantidad que necesites. Si añades uno de estos productos a tu rutina, póntelo después del tónico o de la esencia, espera unos minutos a que se absorba y luego sigue con la crema hidratante. Si utilizas un tratamiento que incremente la sensibilidad al sol (como los que contienen retinol), úsalo solamente como parte de tu rutina nocturna para evitar la exposición a los rayos ultravioleta.

Los tratamientos son una de las partes más personalizadas de la rutina de cuidado facial, así que ve probando cosas diferentes o pídele consejo a tu esteticista o a alguna amiga con conocimientos del tema para encontrar el producto que se ajuste a tus necesidades específicas y a tu tipo de piel.

#Sokosecret: Las empresas del sector de la belleza desdibujan constantemente las líneas que separan los cuatro tratamientos (esencias, ampollas, sérums y estimulantes), lo cual hace que sea cada vez más difícil definirlos. En tus manos está leer los ingredientes principales y ver qué producto se ajusta a tus necesidades.

Tu propia estación de hidratación

Hay millones de cremas hidratantes a tu disposición para aumentar la hidratación y conseguir el tan deseado *chok chok*. A menudo, descifrar qué crema hidratante se ajusta a ti y cuál te conviene es una cuestión de textura y función. Normalmente, las cremas hidratantes contienen humectantes, que evitan que pierdas humedad a la vez que la atraen hacia la piel, o lípidos (o ambos a la vez), que aumentan el grado de hidratación y hacen que la piel esté suave. Algunos humectantes conocidos son las algas, el ácido hialurónico, la glicerina, el piroglutamato de sodio, el sorbitol y el propilenglicol. Tal como sugieren sus nombres, los fosfolípidos y los glicoesfingolípidos son lípidos.

Una crema hidratante, aunque lleve cualquier otro nombre, sigue siendo una crema hidratante, pero los diversos tipos y fórmulas actúan de forma diferente y solucionan distintos problemas cutáneos. Y aunque hidratarse siempre debería formar parte de tu rutina, puedes utilizar unos productos por la mañana y otros por la noche.

Emulsiones

Este término se utiliza para describir la mezcla de dos o más líquidos que no son completamente mezclables (piensa en el aceite y el vinagre en el aliño de una ensalada o, en este caso, en el agua y el aceite en tu cutis). La mayoría de las líneas de belleza en Corea incluyen una emulsión (*emulsion*), que suele estar formada por una ligera crema hidratante formulada con gotitas de aceite suspendidas en una base acuosa. Como las emulsiones son tan ligeras, se recomiendan para las pieles grasas y mixtas.

Lociones

La loción (*lotion*) es una hidratante intermedia, más densa que una emulsión, pero más ligera que una crema. La mayoría de las lociones son aptas para todo tipo de pieles.

Cremas

Una crema (*cream*) contiene normalmente más aceite que agua, lo que significa que es muy rica y emoliente. Existen muchas cremas formuladas con ingredientes que reparan la piel para fijar la humedad y nutrir la piel mientras duermes; por eso hay tantas cremas de noche en el mercado. Las cremas van bien para las pieles secas y las pieles envejecidas.

Crema en gel

Las cremas en gel (*gel creams*) se absorben rápidamente y son ligeras porque su base es acuosa, lo cual ayuda a reducir la obstrucción de los poros. Estas cremas son geniales para hidratar las pieles más bien grasas que son propensas a erupciones o acné.

Aceites faciales

Los aceites faciales (*facial oils*) se utilizan después de tonificar o exfoliar, y se aplican directamente sobre la piel. También puedes añadir un par de gotas en la loción facial que utilices regularmente para potenciar sus propiedades cuando sientas que tienes la piel especialmente seca o apagada. En general, los aceites faciales no se recomiendan para las pieles grasas.

Mascarillas de noche

Una mascarilla de noche (*sleeping pack* o *sleeping mask*) no es una mascarilla facial de un solo uso que te colocas sobre los ojos mientras duermes como la bella durmiente. En el mundo de la belleza coreana, se trata de un producto que utilizas una o dos veces por semana, por la noche (en vez de la crema de noche), para darle a tu piel la misma cantidad de hidratación que un día de spa. Dependiendo del producto, una mascarilla de noche también puede ayudar a que la piel esté más firme y brillante. Te la pones como si fuera una loción, extendiendo una fina capa por toda la cara, pero a diferencia de la crema de noche, no te la aplicas dando toquecitos con los dedos. Tu piel absorberá lentamente su hidratación mientras duermes, y luego te la limpiarás por la mañana. Las mascarillas de noche suelen estar formuladas con una consistencia similar a la del gel y se mantienen transparentes, así que no te preocupes, no parecerá que te acuestes con el glaseado de un pastel en la cara. Intenta dormir boca arriba, aunque la mayoría de las mascarillas de noche no son tan engorrosas como podría parecer, así que no importa si das vueltas o te mueves un poco durante la noche.

En Corea, hacer de «bella durmiente» (es decir, usar tratamientos de belleza nocturnos) abandera una gran gama de productos. Durante el día, tu piel actúa para proteger el resto de tu cuerpo y luego se regenera por la noche. Lleva a cabo gran parte de su regeneración entre las diez de la noche y las cuatro de la mañana, así que durante esas horas será cuando sacarás el máximo beneficio a cualquier producto hidratante.

#Sokosecret: ¿Sigues sintiendo que tienes la piel seca y tensa incluso con el producto hidratante adecuado? Haz como en la mayoría de las casas coreanas e invierte en un humidificador, que añadirá humedad en el aire.

Mascarillas faciales de un solo uso

Las mascarillas faciales de un solo uso (*sheet masks*) son uno de los productos coreanos de belleza más populares y conocidos, y las he diferenciado de las esencias y de las mascarillas de noche porque son una innovación independiente en el ámbito de la belleza.

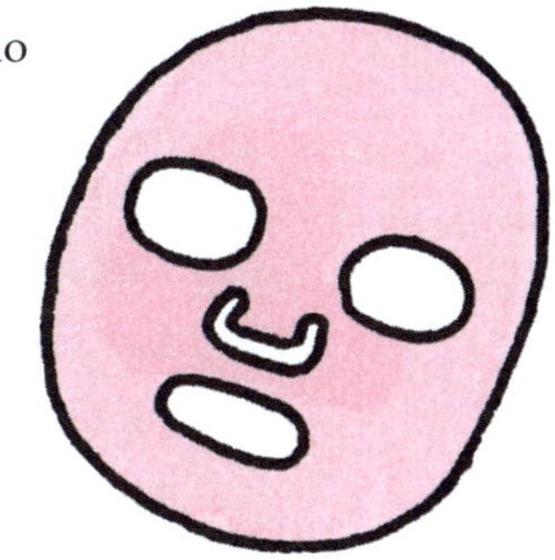

Todo quisqui en Corea utiliza mascarillas faciales de un solo uso; te resultaría complicado encontrar una casa donde no las tengan a mano. En poco tiempo se han convertido en una de mis formas favoritas de mimarme. No debes confundir estas mascarillas con esas de papel que llevan los doctores para visitar a un paciente, que les cubren la nariz y la boca, o esas que utiliza la gente en los días en que los niveles de polvo en el aire son elevados. Esas son barreras protectoras. Las mascarillas faciales de un solo uso son superestrellas de la belleza.

Las mascarillas faciales de un solo uso tienen la forma de la cara, con agujeros para los ojos, la nariz y la boca, y están empapadas del tipo de ingredientes activos que encontrarías en un frasco de esencia. La mayoría hace que parezcas Jason, de *Viernes 13* (y te proporcionan una infinidad de oportunidades de hacerte *selfies*), pero también las puedes encontrar de colores, estampadas o incluso con la cara de un cerdo o un dragón.

Los dos tipos más extendidos de mascarillas están hechos de un material parecido al algodón (microfibra) o de gel (hidrogel). La mayoría de las de hidrogel se disuelven completamente en agua, y eso las hace extremadamente hidratantes para la piel.

Si quieres lograr ese brillo perfecto en el rostro, las mascarillas faciales de un solo uso son, en mi opinión, el recurso más efectivo. Funcionan muy bien porque mientras tienes la mascarilla en la cara, actúa como un rompehielos en una fiesta incómoda y obliga a los antioxidantes y las vitaminas a mezclarse con tu piel. Algunos ingredientes de todos los productos de cuidado facial que te pones en la cara se evaporan incluso antes de tener la oportunidad de penetrar en tu epidermis, pero estas mascarillas ayudan a conservar los nutrientes. Quitárselas es como una inauguración, en la que te ves la cara más brillante, suave e hidratada a la perfección.

Las mascarillas faciales de un solo uso son relativamente económicas, y la diversión está en la variedad. Piensa en el invierno, cuando los fríos vientos y los radiadores a todo gas te deshidratan la piel en exceso. Entonces debes echar mano de una mascarilla con ácido hialurónico, para darle la humedad a la piel, y con antioxidantes (como la vitamina C), para combatir el daño de los radicales libres y proporcionar ingredientes que unan las células y ayuden a reducir la aparición de líneas de expresión. En pleno verano, puedes utilizar una para nutrir la piel o para tratar las erupciones. Las mascarillas faciales de un solo uso pueden ir etiquetadas con los ingredientes específicos que contienen (desde arándanos y vitamina C, a colágeno y baba de caracol) o con el problema cutáneo que ayudan a combatir. Sin embargo, busques lo que busques, lo encontrarás, y es improbable que salgas de la tienda con solo una.

INGREDIENTE DESTACADO:
Baba de caracol

La baba de caracol no es esa baba viscosa y pegajosa que te imaginas, sino un extracto repleto de nutrientes como ácido hialurónico, enzimas de glicoproteínas, péptidos antimicrobianos y de cobre, y proteoglicanos. Todos estos ingredientes se utilizan normalmente en productos de belleza y han demostrado ser beneficiosos para la piel. Estimulan la formación de colágeno y elastina (exacto, son rejuvenecedores), reparan la piel dañada y restauran la hidratación, lo cual ha hecho que los productos de cuidado facial con baba de caracol sean muy populares en Corea. (¡En este proceso no sufre ningún caracol!)

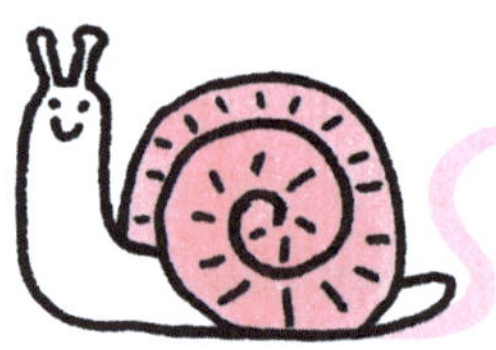

Ahora las empresas están sacando al mercado mascarillas de un solo uso para todas las partes del cuerpo. Hay algunas que tratan los codos pálidos o te reafirman el pecho y el trasero (yo diría que no hace falta hacerte *selfies* con este tipo de mascarillas, pero a lo mejor es cosa mía).

#Sokosecret: En Corea se hacen *selcas*, una palabra compuesta por los términos en inglés *self* y *camera*. Las poses de *selca* más comunes son:

1. Mano en la mejilla para que la cara parezca un poco más pequeña.
2. Hinchar las mejillas para tener un *look* adorable.
3. Ponerle pegatinas.

Y ahora, ¡a compartirla o publicarla!

Cuando vivía en Corea, tenía el lujo de poder hacerme tratamientos faciales baratos cada semana, pero si sigues tu rutina de cuidado facial en casa, utilizando mascarillas faciales de un solo uso u otros productos efectivos, puedes saltarte con frecuencia los tratamientos en centros especializados, pues no suelen ser demasiado asequibles. Tú decides con qué frecuencia quieres utilizar las mascarillas; son geniales cuando te sobran veinte minutos. Utilízalas en vez de tu tratamiento habitual, después de la limpieza facial y antes de hidratarte, una o dos veces por semana. En invierno, cuando te sientas la piel extremadamente tensa y seca, aumenta la frecuencia a dos o tres veces.

Cuando haga mucho calor o haya demasiada humedad, puedes poner una mascarilla facial de un solo uso en la nevera para que cuando te decidas a usarla, te refresque de inmediato. ¿Viajas? Llévate una si vuelas durante la noche para que tu piel esté a tope cuando aterrices. ¿Tienes un gran evento para el que quieres estar radiante? No hace falta que salgas pitando a buscar un tratamiento facial caro para conseguir una mayor hidratación: con una mascarilla facial de un solo uso puedes hacerlo cómodamente en tu propia casa y por el módico precio de entre uno y diez euros. Una vez que empieces, acabarás adorando las mascarillas faciales de un solo uso, elogiando sus virtudes ante cualquier persona con quien te cruces.

Como esas mascarillas son divertidas y relativamente económicas, son una buena manera de entrar en el mundo del cuidado facial. Así que si tienes una pareja que se limpia la cara con jabón lavavajillas, o una buena amiga que cree que el factor de protección solar no es importante, pásales una mascarilla facial de un solo uso. Puede que los introduzcas en un nuevo mundo.

BREVE GUÍA DE USO DE LA MASCARILLA FACIAL DE UN SOLO USO (POR SI LAS INSTRUCCIONES ESTÁN EN COREANO)

Después de la doble limpieza y del tónico (véase el capítulo 3):

1. Abre el paquete por arriba y saca la mascarilla. Estará empapada, así que ten una toalla a mano para limpiar el goteo.
2. A veces las mascarillas vienen con una funda de plástico; no te olvides de sacarla. A no ser que la marca mencione específicamente qué lado de la mascarilla debes ponerte en la cara, no debería importar qué lado utilices. Despliega la mascarilla y colócatela sobre la cara, alineando los agujeros con los ojos, la nariz y la boca.
3. Aplícate la esencia sobrante que quede en el paquete y en la mascarilla por el cuello, los hombros y las manos. Estas esencias son beneficiosas para la piel, ¡así que no las desaproveches!
4. Échate una cabezadita, lee un libro, entretente con el móvil, o simplemente aíslate durante unos veinte o treinta minutos.
5. Cuando estés a punto, sácate la mascarilla y tírala. No tienes por qué limpiarte la esencia que te ha quedado en la cara, ¡porque es buena para el cutis! Cuando te mires la piel en el espejo, verás que

brilla más y que se ha rellenado ligeramente gracias a la hidratación que ha absorbido. Además, tócate el cutis. ¡Tócatelo! Debería estar suave como el terciopelo y, osaría decir, ¿*chok chok*?

6. Termina la rutina con una crema hidratante (y protección solar si vas a salir).

HISTORIAS DE LA PIEL: Kim Ju Won

EXPERTO EN MASCARILLAS FACIALES DE UN SOLO USO Y DIRECTOR EJECUTIVO DE IM1NE, FABRICANTE DE MASCARILLAS

Las mascarillas faciales de un solo uso empezaron a ser conocidas en Corea hace más o menos una década. Ahora son un producto estándar para todas las marcas de cuidado facial en Corea, e incluso en el resto de Asia. Actualmente hay más de ochocientas variedades de mascarillas faciales de un solo uso en el mercado. Las más habituales son las de hidrogel (cien por cien solubles, así que se derriten ligeramente a causa del calor de tu piel cuando las tienes en la cara) y microfibra.

Las mascarillas se convirtieron en una pieza clave del cuidado facial porque la gente quería un producto que hidratara con eficacia y que fuera a la vez práctico, para que todo el mundo pudiera usarlo en casa.

La barrera de tu piel está compuesta de lípidos naturales, y una de las funciones más importantes del cuidado facial es protegerla. Si la barrera está dañada, la humedad puede escaparse a través de las pequeñas grietas de la piel y esto puede provocar agrietamientos e irritaciones. Las mascarillas permiten que sus ingredientes lleguen a la piel y la hidraten intensamente. Si las usas con regularidad, dos o tres veces por semana, notarás la diferencia en cuanto a elasticidad y verás cómo se reducen las pequeñas líneas de expresión.

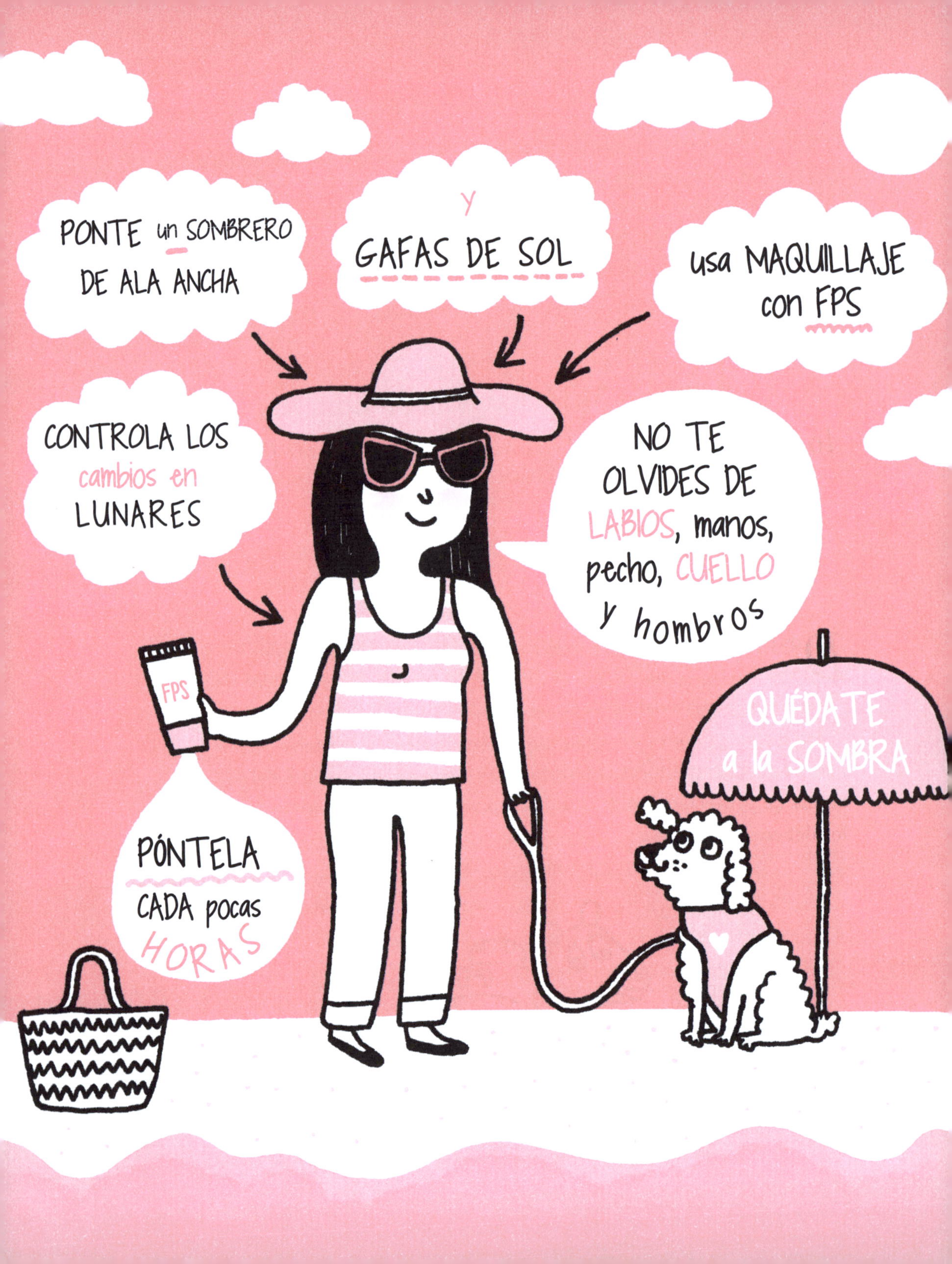
PONTE un SOMBRERO DE ALA ANCHA
Y GAFAS DE SOL
usa MAQUILLAJE con FPS
CONTROLA LOS cambios en LUNARES
NO TE OLVIDES DE LABIOS, manos, pecho, CUELLO y hombros
FPS
QUÉDATE a la SOMBRA
PÓNTELA CADA pocas HORAS

6

Protector solar:

lo más importante en el cuidado de la piel

Dos palabras, «protector solar». ¿Se te han puesto los ojos vidriosos? No te culpo. Yo soy la primera en admitir que, de todas las cuestiones relativas al cuidado facial, el tema de la protección solar es poco claro y aburrido. Maquillaje, mascarillas faciales de un solo uso, aceites limpiadores... todo resulta bastante sexy, ¿no? Pero la crema de protección solar, bueno, suena tan divertido como hacer los deberes.

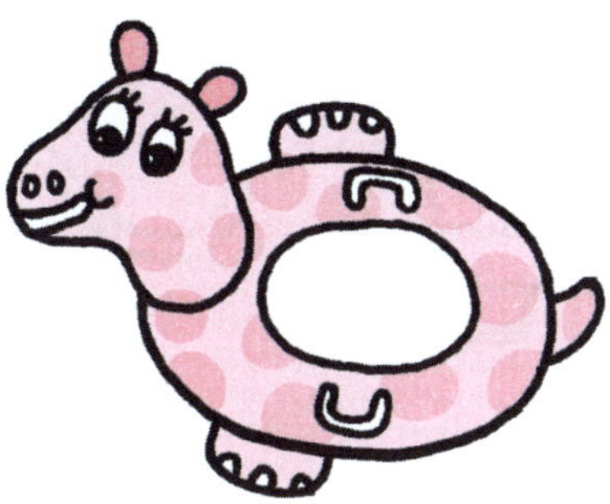

A pesar de lo dicho, ¡le dedico un capítulo entero! Pero oye, no lo hago por mi propia salud, sino por la tuya, ya que cuando se trata de protección solar, no solo hablamos de evitar el envejecimiento prematuro, sino de prevenir el cáncer de piel. Todos los temas que hemos tratado antes (limpiadores, tónicos, exfoliantes, tratamientos y cremas hidratantes) son maneras de mantener la piel en buen estado y corregir los daños que ya le hemos hecho. La protección solar es el último paso, pero seguramente el más importante, porque ahora hablamos de prevención, *baby*. (¿He conseguido que sonara sexy? Bueno, lo he intentado.)

Un maratón, no un esprint

No hagas caso de lo que prometa un vendedor ni una etiqueta: no hay ningún producto de cuidado facial que logre mejoras drásticas y duraderas de la noche a la mañana. Pero incluso si no esperas una recompensa inmediata, el protector solar es un producto que pondrá realmente a prueba tu paciencia. Su objetivo es protegerte la piel, no mejorarla, y creo que este es uno de los motivos por los que resulta tan difícil mantener el hábito. Lo utilizas un día sí y el otro también, y nunca te ves mejor que el día anterior, estás igual. Pero piénsalo así: si consigues que tu piel se vea siempre igual y minimizas los daños y el deterioro, al cabo de los años habrás logrado una gran proeza. Incluso aunque seas lo suficientemente joven como para no preocuparte demasiado por el envejecimiento, tarde o temprano te llegará el día, y seguramente llegará más pronto de lo que crees.

Al nacer en California, crecí creyendo que las piernas pálidas como la nieve tenían que evitarse a toda costa. Las vacaciones de primavera no eran lo mismo a menos que te fueras a algún sitio (incluso aunque solo fuera el jardín de alguien) y te tiraras a una piscina exterior con un flotador, jugaras al *beer pong* una y otra vez, y volvieras con un sensual bronceado dorado. Creíamos que un buen bronceado te daba un aspecto más feliz y saludable, y que era sinónimo del relajante placer de estar de vacaciones.

A su vez, el condado donde vivía en Los Ángeles tenía una población asiática bastante numerosa, así que era típico ver a madres coreanas conduciendo con una visera que protegía todo el rostro, guantes y mangas extraíbles que les llegaban hasta las axilas, todo ello para protegerse la piel del sol. Visto desde el exterior, podía parecer que estaban un poco chaladas por tomarse la protección solar tan en serio. Mis amigas y yo lo pensábamos, e incluso hacíamos bastantes bromas a costa de nuestras madres.

Con un pie en cada mundo, evitaba todo lo que pudiera parecerse a ese camino de locura y sobreprotección. Pero todo esto cambió cuando fui a Corea y vi de primera mano que no se trataba solamente de viejecitas ñoñas preocupadas por la exposición solar. En Seúl, protegerte la piel del sol era algo inteligente y sabio, y lo hacía todo el mundo.

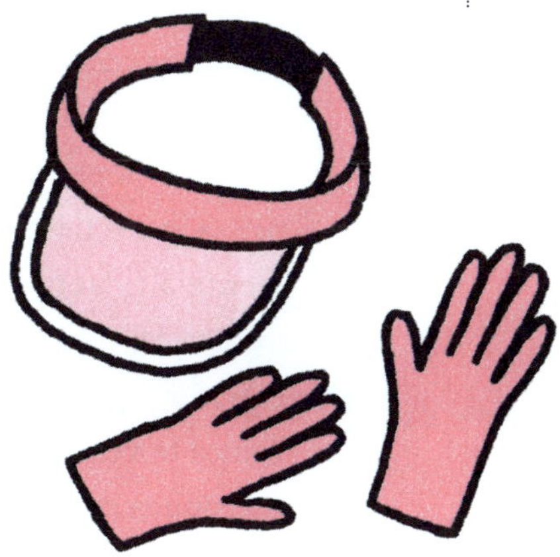

Así que me compré un protector solar, y a veces incluso me acordaba de ponérmelo. Pero escatimaba en crema los días nublados o cuando sabía que estaría en el interior la mayor parte del tiempo; así que no me tomaba la protección solar muy en serio. Lo que realmente me hizo tomar conciencia y convertirme en una devota de la crema solar fue cuando empecé mi formación de esteticista y estudié la ciencia que hay detrás de la piel.

El protector solar es lo mejor de lo mejor. Tampoco quiero sonar drástica, pero puede hacer que parezcas unos años más joven y, en cuanto al cáncer de piel, puede salvarte la vida. Sin embargo, sigue habiendo un montón de gente que no se lo piensa dos veces a la hora de salir de lo establecido para pasarse a la comida orgánica, o gastarse dinero en caras sesiones de yoga para su bienestar, pero en cambio deja la protección solar al final de su lista de prioridades. Por algún motivo, muchos de nosotros aún pensamos que la protección solar es una parte negociable de nuestra rutina de belleza, lo cual no podría estar más lejos de la verdad.

Hay un proverbio coreano que dice «allí donde plantes soja, recogerás soja. Allí donde plantes una habichuela, recogerás una habichuela». ¿Te has perdido? Ya, bueno, esto solo es pura palabrería para decir que recoges lo que siembras. Y si descuidas la protección solar, veinte o treinta años más tarde te arrepentirás de no haber plantado miles de hectáreas de soja y habichuelas. Puede que hasta tengas el arrepentimiento escrito en la cara, en forma de manchas a causa del envejecimiento, arrugas y piel flácida.

Mitos y realidades acerca de la protección solar

Aunque es evidente que la población de Occidente se conciencia cada vez más, los coreanos hace más tiempo que juegan a lo de «mantenerse lejos del sol». Mientras vivía en el sur de California, untándome de loción bronceadora para conseguir que mi piel se volviera un tono más morena, mis colegas coreanos al otro lado del mundo evitaban la exposición directa al sol a toda costa. Cuando llegué a Seúl, me sorprendió ver que, incluso en los preciosos días soleados, había mucha gente que renunciaba a ver aquel cielo azul para protegerse del sol bajo las sombrillas. En California no pasaba esto; la gente se mudaba allí precisamente por el sol.

Está claro que es una gozada sentir el sol en los hombros, y a mí me han condicionado a creer que estamos más atractivos con la piel morena. Pero el sol no es nuestro amigo, y eso de tener un «buen» color de piel no existe, porque la exposición al sol puede dañarte la piel, incrementar el riesgo a contraer cáncer y envejecerte la piel prematuramente. Así que, ¿cómo cambiamos de mentalidad y empezamos a tomarnos la protección solar en serio? Bueno, primero tenemos que estar convencidos de que es algo que merece dedicarle tiempo. Para hacerlo, quiero formularte algunas preguntas y dudas habituales que puede que te hayas planteado a la hora de protegerte del sol.

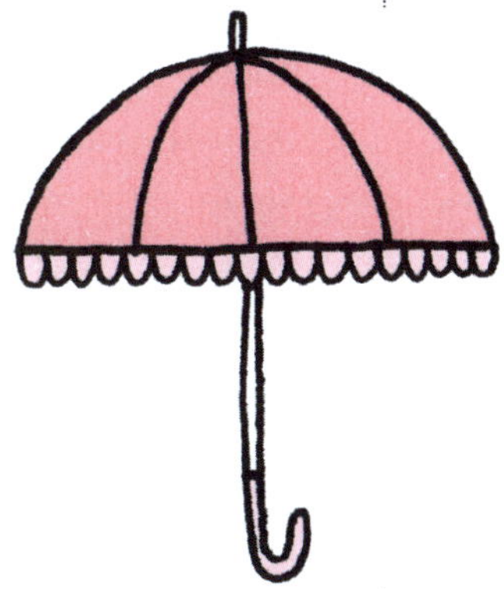

Oigo hablar del UVA y del UVB constantemente y lo veo en las etiquetas de las cremas solares. ¿Cuál es la diferencia?

No eres el único que se siente confundido con el significado de los diferentes números y acrónimos que aparecen en los productos de protección solar. UV significa «radiación ultravioleta», un tipo de energía que proviene del sol. El UV es nefasto para la piel y se considera un «agente cancerígeno» (este es el nombre que se le da a cualquier sustancia o radiación que pueda provocar cáncer) porque provoca daños en el ADN celular de la piel.

- La *A* de UVA significa «arrugas» y tiene una longitud de onda larga, lo cual implica que penetra profundamente en la piel (hasta llegar a la dermis). No solo produce cáncer, sino que desempeña un papel muy importante en el envejecimiento porque ataca al colágeno de la dermis. Deberías odiar estos rayos.

- La *B* de UVB significa «bronceado» y tiene una longitud de onda más corta que los rayos UVA, así que penetran en la piel de manera más superficial. Los UVB son la principal causa de cáncer de piel; asimismo, les puedes agradecer que te quemaras como una gamba el verano pasado. Así que también deberías odiarlos.

Lo mejor es utilizar una protección solar que proteja frente a UVA y UVB a la vez. Busca un protector solar de «amplio espectro», es decir que haya pasado el test fundamental de longitud de onda para protegerte tanto de los rayos que aceleran el envejecimiento como de los que te queman la piel. En la tabla que viene a continuación verás qué ingredientes protegen de los diferentes rayos.

Absorbentes químicos	Protegen frente a
Ácido paraaminobenzoico (PABA)	UVB
Avobenzona	UVA1
Cinoxato	UVB
Dioxibenzona	UVB, UVA2
Ecamsule (Mexoryl SX)	UVA2
Ensulizol (ácido fenilbencimidazol sulfónico)	UVB
Homosalato	UVB
Meradimato (mentil antranilato)	UVA2
Octinoxato (octil metoxicinamato)	UVB
Octisalato (octil salicilato)	UVB
Octocrileno	UVB
Oxibenzona	UVB, UVA2
Padimato O	UVB
Sulisobenzona	UVB, UVA2
Trolamina salicilato	UVB

Absorbentes químicos	Protegen frente a
Filtros físicos	
Dióxido de titanio	UVB, UVA2
Óxido de zinc	UVB, UVA2, UVA1
Fuente: skincancer.org	

Por cierto, en Estados Unidos, la Agencia de Alimentos y Medicamentos (FDA, por sus siglas en inglés), ya no autoriza a las empresas a etiquetar sus productos como «pantalla total» *(sunblock)* porque no existe ninguna crema solar que pueda bloquear el sol completamente, sino que tan solo puede proteger de algunos rayos UV. Por eso utilizan el término «protector solar» *(sunscreen)*.

¿Qué efecto tienen los rayos UV en mi piel?

Te sorprenderías si supieras la cantidad de rayos UV que actúan como rayos láser, que te disparan a la dermis y dañan las fibras de colágeno (las proteínas que estructuran la piel) y la elastina (una proteína que confiere elasticidad a los tejidos que hay bajo la piel). Además, parte de los daños son colaterales. Cuando se te empieza a romper la elastina, el organismo genera unas enzimas llamadas metaloproteinasas (también conocidas como MMP), lo que contribuye aún más a que el colágeno se descomponga y aparezcan, incluso, más arrugas.

Del mismo modo, cuando los rayos UV dañan el ADN celular de tu piel, tu cuerpo intenta repararlo, un proceso que de por sí genera radicales libres tóxicos. Estos radicales libres inestables lo destruyen todo a su paso y provocan la aparición de arrugas, manchas solares y cáncer de piel. Los productos y alimentos etiquetados o llamados «antioxidantes» ayudan a combatir los radicales libres.

Ahora me dan miedo los radicales libres y los rayos UV. ¿Qué hago?

Ponte protección solar.

Hay dos tipos principales de protectores solares que mantienen a los rayos nocivos alejados del ADN celular y del colágeno de la dermis.

El protector solar físico (también conocido como protector solar mineral) se asienta en la piel como si fuera una armadura y forma una barrera entre el sol y la piel para evitar que penetren los rayos. El dióxido de titanio y el óxido de zinc son ingredientes clásicos de los protectores solares minerales. ¿Te acuerdas de aquellos tiempos en que los socorristas tenían un parche blanco en la nariz? Eso era protector solar mineral, así que como ves, ya lleva tiempo en el mercado. El lado positivo de los protectores solares con bases minerales es que no son nada agresivos con la piel (y no irritan los trastornos cutáneos como la rosácea, que es hipersensible tanto al sol como a los protectores solares) y tienen un efecto inmediato después de su aplicación. Gracias a los avances tecnológicos como la nanotecnología, ahora muchos protectores solares se formulan para que sean más ligeros, se esparzan mejor y sean menos grasos, para que tu nariz no parezca la de un socorrista.

Un protector solar químico (o sintético) filtra la radiación, absorbiéndola y luego transformándola en energía térmica. Como se trata de un proceso químico, tarda unos quince minutos después de la aplicación en absorberse y ser efectivo.

Los protectores solares químicos pueden ser mucho más ligeros que las fórmulas minerales, y la mayoría no deja trazas visibles, al igual que una crema hidratante. Los protectores solares químicos suelen contener una mezcla de entre dos y seis ingredientes activos como la oxibenzona, la avobenzona o el octisalato. Algunos grupos ecologistas sostienen que los protectores solares químicos (así como algunos físicos) pueden absorberse en la piel y en el torrente sanguíneo y provocar desde reacciones alérgicas a trastornos hormonales. También hay otros grupos (como la FDA) que han publicado estudios en los que aseguran que los protectores solares químicos no tienen efectos secundarios perjudiciales y pueden usarse en niños a partir de los seis meses.

Hay muchos puntos de vista en este asunto, pero en mi opinión, estarás más sana y protegida en general si utilizas un protector solar que no si no lo usas. Si de verdad te preocupa esta cuestión, te recomiendo protectores solares con óxido de zinc u óxido de titanio, que como no tienen ingredientes del tamaño de una nanopartícula, no pueden absorberse en el torrente sanguíneo.

¿Qué significa FPS y cómo elijo un número?

Vayamos por partes: FPS (SPF, en inglés) son las siglas de «factor de protección solar», un factor que calibra lo efectivo que es el protector solar frente a los rayos UVB. Hay diferentes modelos para calibrar el FPS. Uno se basa en el tiempo: si tu piel desprotegida tarda diez minutos en ponerse roja con la exposición directa al sol, poniéndote un FPS 15 tendrás aproximadamente dos horas y media de protección solar (FPS 15 x 10 minutos = 150 minutos). La mayoría de la gente empieza a quemarse en cinco o diez minutos, pero quienes tienen la piel clara empiezan casi de inmediato, sobre todo si hay una exposición directa al sol. El otro modelo para calibrar el FPS se basa en la potencia de la fórmula: el FPS 15 bloquea entre un 93 y 95 por ciento de los rayos UVB; el FPS 30 bloquea un 97 por ciento de los rayos UVB; el FPS 50 bloquea un 98 por ciento de los rayos UVB, etcétera. Ninguno de estos modelos es perfecto, pero ambos pueden darte un criterio para diferenciar entre los factores de protección y determinar cómo impactan en tu grado de exposición solar. Cuando la piel se quema y se pone roja, es una indicación del daño que provocan los rayos UVB; aun así, puedes ser víctima de los agresivos daños provocados por los rayos UVA sin percibir señales de advertencia. Por tanto, no te pienses que estás a salvo solo porque no detectes signos de quemaduras solares.

Como puedes ver, aunque haya un salto entre el FPS 15 y el 50, la cantidad de protección que recibes es limitada. Por eso la FDA ha creado una regulación más estricta en torno al etiquetado de los protectores solares. En Estados Unidos ya no pueden comprarse productos que indiquen un FPS 100, y ahora las empresas tienen que etiquetar cualquier crema que esté por encima del FPS 50 como 50+.

Si me he puesto protección solar 50 resistente al agua, ya no tengo que hacer nada más en todo el día, ¿verdad?

No es cierto. No hagas caso de los productos con etiquetas de «resistente al agua» o «resistente al sudor». De hecho, la FDA ya no permite que los fabricantes vendan protectores solares con estas palabras porque se trata de publicidad engañosa.

Si sudas o nadas, no cabe duda de que se te irá el protector solar y ya no estarás tan protegido como lo estabas. Por regla general, deberías ponerte protección solar cada dos o tres horas. Si sudas, póntela con más frecuencia. ¿Te vas a nadar? Es buena idea que te pongas protector cada vez que salgas del agua.

Se me dan bien las mates. Si combino mi crema hidratante con FPS 15 y mi BB cream de FPS 30, ¿tengo un FPS de 45?

No. Si combinas dos productos con FPS diferentes, el grado de protección solar total es el del producto con un FPS más alto que te hayas puesto (en este caso, 30). Pero no dejes que esto te detenga a la hora de ponerte capas de productos en la piel. Toda protección es poca, y cuantos más productos con FPS te pongas, mejor.

He visto muchas marcas con las letras «PA» y el símbolo +. ¿Qué significa?

PA es un valor desarrollado en Japón para determinar la cantidad de protección UVA que ofrece un producto, además de la manera estándar con la que el FPS calibra la protección frente a los UVB. Los investigadores japoneses han desarrollado el sistema PA convirtiendo el actual sistema de clasificación PPD (oscurecimiento pigmentario persistente), el cual calibra los rayos que envejecen la piel, los UVA. Verás índices como PA+ (baja protección frente a los rayos UVA), PA++ (protección moderada) o PA+++ (alta protección).

Ya puedes decir misa, que yo solo me pongo protector solar cuando voy a la playa o a un festival.

¡Bravo! ¡Es un buen comienzo! Y ahora ¿qué te parecería incorporar el protector solar en tu rutina diaria? De hecho, la mayor parte de nuestra exposición al sol no se produce en la playa o en los días enteros que pasamos en el exterior, sino en la exposición del día a día, que va acumulándose con el tiempo.

Incluso durante los diez minutos que tardas en dar la vuelta a la manzana para pasear a tu perro, los rayos de sol te están atacando y dañando la piel. Además, no dejes que un día nublado te tome el pelo. La mayoría de los rayos UVA y UVB son capaces de atravesar las nubes. Incluso en un día de nieve, el 80 por ciento de los rayos se reflejan en la nieve y van directos a ti.

Si estás en el interior de un edificio, pero cerca de una ventana, estás expuesto al sol. Si vas en coche, los rayos dañinos atraviesan la ventana. Si vuelas durante el día y tienes intención de dejar la persiana de la ventanilla subida, ¡ponte protector solar! Conforme aumenta la altitud, el sol resulta aún más dañino, así que piénsalo cuando vayas en avión o a la montaña.

Lo que tú digas, Charlotte, pero tú eres asiática, así que está claro que tienes una piel bonita. La calidad de la piel está en los genes.

En parte tienes razón, pero no del todo. Sí, es verdad que heredas el tipo de piel de tus padres, pero tus genes son solo responsables de un

10 a 20 por ciento de tu envejecimiento. Un increíble 80 a 90 por ciento de tu envejecimiento es el resultado de factores medioambientales.

En 2012, los daños causados por el sol en la cara de un camionero llamado Bill McElligott fueron noticia en todo el mundo. Ese hombre de sesenta y nueve años llevaba veintiocho años conduciendo un camión sin ponerse protección solar, dejando la parte izquierda de la cara expuesta al sol a través de la ventanilla. La diferencia entre las partes izquierda y derecha de su cara era impresionante. La parte derecha quedaba más protegida y recibía mucha menos exposición solar. Pero la izquierda estaba flácida, arrugada y con manchas, y parecía tener veinte años más que la derecha. Parecían efectos especiales sacados de una película. Busca su nombre en Google y encontrarás esta historia admonitoria.

Aunque el caso de McElligott fue extremo, no es el único, y en Estados Unidos la mayoría de la gente que conduce muchas horas presenta más daños a causa del sol en el lado izquierdo de la cara. En Inglaterra, como los conductores están a la derecha, pasa al revés, y les envejece mucho más la parte derecha de la cara que la izquierda. Así que recuérdalo la próxima vez que te subas al coche para ir de compras.

Vale, me podré protector solar. Si me pongo FPS 50, ¿ya está?

¡Ojalá la vida fuera así de fácil! Aunque te pongas protector solar por la mañana, tendrás que volver a aplicártelo una y otra vez a lo largo del día. Repetir este proceso es fundamental porque el FPS se desvanece, y ya no es efectivo al cabo de unas pocas horas, aunque no hayas sudado ni una gota. Si te pasas la mayor parte del día en el interior, lejos del sol, te serán muy útiles los maquillajes fluidos en esponja (*cushion compacts*) y los maquillajes en general con protección solar, ya que no tendrás que ponerte crema cada vez partiendo de cero. Solo tienes que retocarte el maquillaje y te estarás poniendo FPS a la vez.

#Sokosecret: Uno de los muchos motivos por los que los maquillajes fluidos en esponja son la bomba es porque la mayoría tienen FPS y están formulados para que te los apliques una y otra vez a lo largo del día. Puedes matar dos pájaros de un tiro retocándote el maquillaje y poniéndote más protección solar a la vez.

Pero, en serio, odio ponerme protector solar.

Si hace tiempo que no te pones protector solar, seguramente no estarás al tanto de las grandes mejoras en los productos con FPS. Hoy en día hay una gran cantidad de opciones en cuanto a protectores solares (cremas ligeras, nada grasas, que no te dejan pálida), así que sigue probando nuevos productos hasta que encuentres el que te guste (muchas empresas coreanas dedicadas a la belleza son realmente generosas con las muestras, pero, por desgracia, muchas empresas estadounidenses aún van muy atrasadas en este aspecto).

Además, cuanto menos te guste ponerte protección solar, más motivos tienes para derrochar el dinero en gafas de sol y sombreros. Asegúrate de que tus gafas de sol absorban un cien por cien los rayos UVA UVB (y cuanto más grande sea la montura, mejor) y que tus sombreros tengan un ala decente que llegue a protegerte la cara del sol.

Yo nunca salgo de casa durante el día sin gafas de sol porque me protegen la piel que hay alrededor de los ojos, la parte de la cara donde la piel es más fina y delicada y necesita toda la protección posible. Ahora que trabajo de esteticista y hago tratamientos, me doy cuenta de los daños que muestra la gente debajo y alrededor de los ojos a causa del sol.

Además, si te vistes con camisetas de manga larga de algodón, por ejemplo, te protegerán, pero solo a un nivel muy bajo, equivalente a un FPS 5.

¿Es suficiente si utilizo maquillaje con FPS?

El maquillaje con FPS es un comienzo, pero seguramente no te estarás poniendo la cantidad de producto suficiente para lograr la protección necesaria. El maquillaje con FPS te da a menudo una falsa sensación de seguridad en lo que respecta a la protección solar, así que no puedes confiar solamente en el maquillaje para protegerte.

Cuando las empresas anuncian la protección solar que ofrecen sus productos, suelen analizar una cucharada del producto, una cantidad mayor de la que tú utilizas normalmente, así que el nivel de protección solar que te aplicas es mucho menor al que se anuncia en el frasco. Por tanto, no escatimes en crema solar, ya que el esfuerzo acabará compensando.

Pero ¡necesito estar morena! ¡Estoy muy pálida!

¡Si lo sabré yo! Lo he vivido en mis carnes, así que te entiendo perfectamente. Sobre todo si estás de vacaciones, estar moreno es uno de los *souvenirs* que más envidias provocan a la vuelta. Perdona por romperte los esquemas, pero ¿sabes realmente lo que es un bronceado? Es un daño solar visible en la piel. ¿Qué?, ¿cómo te quedas?

Cuando los rayos UV te atacan la piel, tu cuerpo intenta protegerse del daño produciendo melanina, el pigmento que broncea la piel. Por desgracia, todo este proceso causa mutaciones celulares y produce radicales libres.

Además, renuncia a las camas de bronceado. Ya se podrían haber quedado en los ochenta, que es donde tendrían que estar. Solo hay un motivo por el que tienen forma de ataúd, y es que dañan la piel y provocan cáncer de piel.

#Sokosecret: ¿Te has fijado alguna vez en alguien que tenga la piel llena de puntos blancos? Eso también es un daño causado por el sol. Esas células han quedado tan machacadas que ya no pueden producir más melanina. Qué pena. Pobres células.

Solo necesitas crema solar cuando eres mayor.

De hecho, la protección solar es aún más importante antes de los dieciocho años porque un alucinante 80 por ciento de la exposición solar total que recibirás a lo largo de tu vida sucede antes de que termines el instituto. Eso es, la mayoría de los daños provocados por los rayos UVA los acumulas en los bronceados de adolescente, e influyen en gran medida en la pigmentación que te empezarás a ver en la cara unas décadas más tarde.

En Corea, los padres vigilan en exceso la exposición al sol, y a menudo los ves untando a sus niños de protector solar, protegiéndolos con sombreros de ala ancha e insistiéndoles en que se queden en la sombra. Esto les inculca el hábito de protegerse del sol, para que no se convierta en otra mera tarea que añadir a su rutina cuando sean adultos.

Yo ya no puedo cambiar el haberme negado a ponerme protección solar durante las muchas horas que me pasaba en el exterior, animando entusiasmada con pancartas al equipo de fútbol americano, junto al grupo de animadoras, del que yo era la cocapitana en secundaria. Pero sé que haré que mis hijos, sobrinos y sobrinas (y cualquier niño a una distancia razonable para que le grite) crezcan con este conocimiento y con un buen bote de protección solar.

#Sokosecret: Los protectores solares minerales son geniales para niños. Su fórmula contiene zinc u óxido de titanio, y hay menos posibilidades de que irriten la piel sensible.

Me imagino que ya es demasiado tarde para mí, ¿no?

Para nada. Verás los frutos de ser un experto en sol a cualquier edad, ¡sobre todo en lo que respecta a la prevención del cáncer de piel! Según la Sociedad Americana contra el Cáncer, el de piel es el cáncer más común, ya que se asocia a casi la mitad de los casos de cáncer en Estados Unidos. Pero en Corea, un país cuidadoso con el sol, ¡el cáncer de piel no llega ni a aparecer en la lista de los diez tipos de cáncer más frecuentes! ¿Coincidencia? Me parece que no.

Si en tu familia hay algún caso de cáncer de piel, deberías ir con pies de plomo. Estate atento a cualquier herida que no se te cure, pecas que cambien de tamaño o de color, o manchas en la piel que te notes especialmente sensibles o que te duelan.

Vale, me pondré crema. ¿Qué más tengo que saber al respecto?

No te olvides de ponerte protección solar en los labios, las manos, el pecho, las orejas, el cuello y los hombros. ¿Te has preguntado alguna vez por qué estas zonas son las que delatan más fácilmente la edad de una persona? Porque muchas veces nos olvidamos de ellas a la hora de cuidarnos la piel y también están constantemente expuestas al sol. Deberías ponerte la misma cantidad de crema en la cara que en el cuello y el pecho (más o menos el tamaño de una avellana).

Además, como ya he dicho en el capítulo 5, necesitas ir con mucho cuidado con la protección solar después de exfoliarte o utilizar productos que contengan retinol.

La aplicación del protector solar debería ser la última parte de tu rutina de cuidado facial, porque si te pusieras cualquier producto encima (como una crema hidratante), se diluiría. Espera como mínimo cuatro minutos a maquillarte después de haberte puesto el protector solar, y asegúrate de que el maquillaje también incluya FPS. En la página 113 encontrarás algunos de mis protectores solares preferidos.

HISTORIAS DE LA PIEL: Dave Cho

COFUNDADOR DE SOKO GLAM (Y MI MARIDO)

Mi madre tiene muchísimo mérito. Cuando era un niño con sobrepeso e iba a la escuela (con gafas de culo de vaso y, encima, aparatos), mi madre me enseñó a ponerme siempre protector solar y a usar jabón facial (y no cualquier pastilla de jabón). El cuidado facial se basa en la prevención y en ser proactivo, así que estoy agradecido de que me educaran así.

Antes de Soko Glam, me pasé más de ocho años como oficial del ejército de Estados Unidos, sirviendo casi todo el tiempo en el extranjero (incluso estuve en las fuerzas de despliegue en Oriente Medio). He vivido en condiciones climáticas extremas (a más de 55 °C en el desierto y a –35 °C en la tundra ártica) y me he pasado semanas sin agua corriente. Mi piel ha recibido una buena paliza. Pero a pesar de todo, me siguen halagando por mi rostro, y la gente me pregunta qué tipo de productos utilizo para el cutis. Puede que sea porque mientras otros dormían o comían, yo me tomaba un momentito para ponerme protección solar. La mayoría de las veces me lo preguntan mujeres, pero algunos hombres también (discretamente).

Me pongo protección solar en la cara cada día sin excepciones. Hace poco sufrí un inexplicable dolor y tuve que ir a urgencias, pero, aun así, encontré tiempo para ponerme el protector solar antes de salir de casa. Sé que parece de locos, pero a día de hoy se ha convertido ya en una cuestión de memoria muscular. Cuando Charlotte me examina la piel bajo una lámpara de luz negra (una luz que revela los problemas cutáneos que hay bajo la superficie), me ve muy poca pigmentación. Esto es, seguramente, porque me he puesto crema religiosamente desde que era niño. Así que, de nuevo, ¡gracias, mamá!

La RUTINA coreana de cuidado facial en 10 pasos *

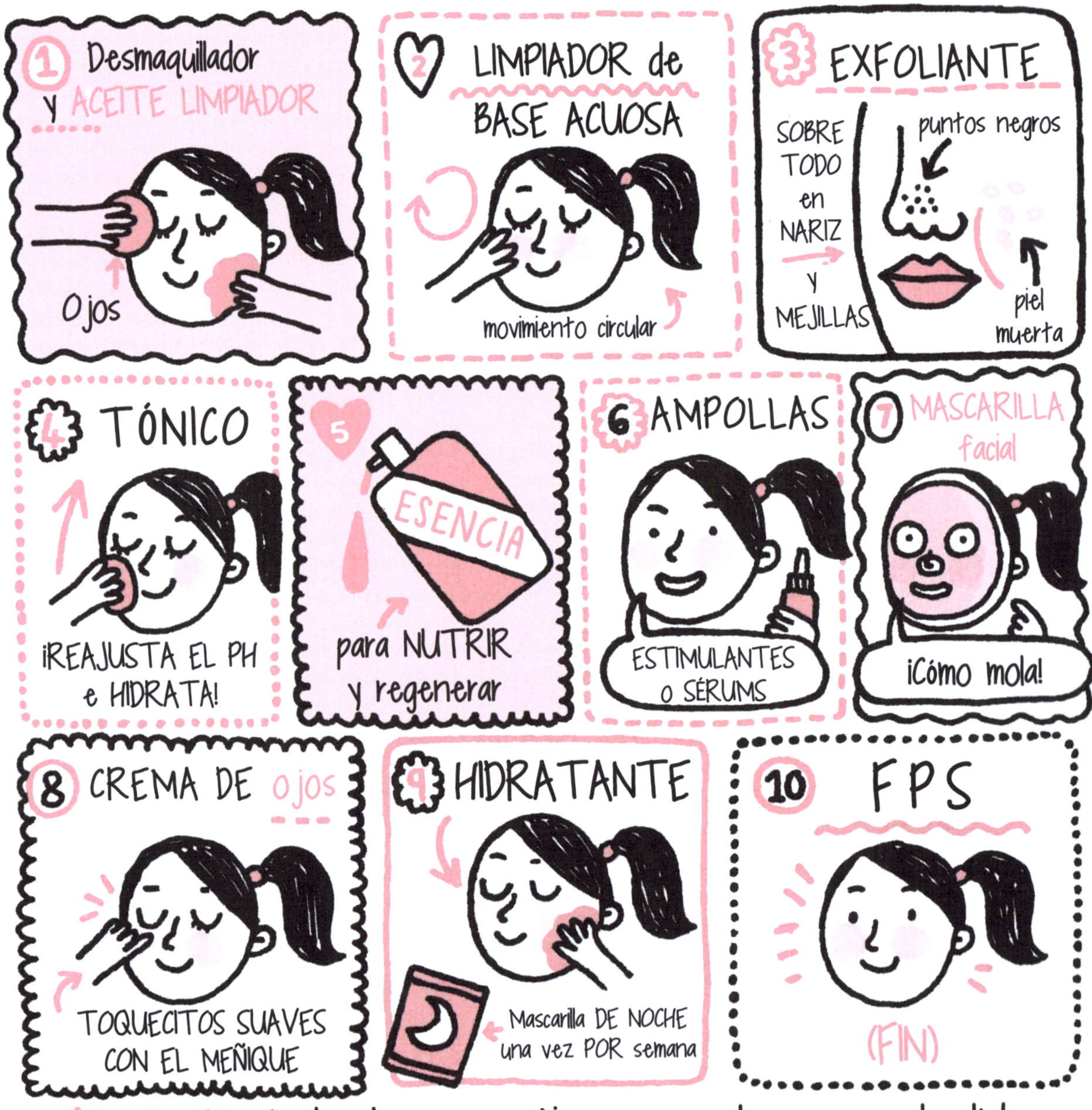
1 Desmaquillador
y ACEITE LIMPIADOR
Ojos
2 LIMPIADOR de
BASE ACUOSA
movimiento circular
3 EXFOLIANTE
SOBRE TODO en NARIZ y MEJILLAS
puntos negros
piel muerta
4 TÓNICO
¡REAJUSTA EL PH e HIDRATA!
5
ESENCIA
para NUTRIR y regenerar
6 AMPOLLAS
ESTIMULANTES O SÉRUMS
7 MASCARILLA facial
¡Cómo mola!
8 CREMA DE Ojos
TOQUECITOS SUAVES CON EL MEÑIQUE
9 HIDRATANTE
Mascarilla DE NOCHE una vez POR semana
10 FPS
(FIN)

*Nota: ¡No todos los pasos tienen que hacerse cada día!

7

La misteriosa rutina coreana de cuidado facial en diez pasos

¡desmitificada!

Si sabes algo sobre belleza coreana, seguramente conocerás ¡¡¡la famosa rutina coreana de cuidado facial en diez pasos!!! Últimamente ha tenido mucha cobertura en los medios de comunicación y es fácil entender el porqué: porque es un poco chocante. «Por el amor de Dios —piensas—, diez pasos son muchos. Qué difíciles de mantener son esas coreanas...».

Pero he aquí lo más importante: aunque sea verdad que las mujeres coreanas incluyen más productos en su rutina de cuidado facial que sus homólogas occidentales, tampoco es que utilicen los diez productos dos veces al día, todos los días. Tanto si se trata de un tratamiento diario, de días alternos o semanal, cada producto entra en la rotación por un objetivo específico. Puede que haya algunos que solo utilices una vez al mes o solo durante una temporada.

Cuando empecé a ir a las casas de mis amigos en Seúl, se me saltaban los ojos al ver los montones de productos que tenían en el lavabo. Pero cuando empezaron a explicarme con paciencia para qué servía cada producto, comencé a encontrarle sentido. «Esto es para mi zona T, porque por la mañana tengo un brillo aceitoso», me decía una amiga mientras me hacía una visita guiada por su tocador. «Esto trata las manchas marrones que tengo por las mejillas, y estas son las cremas hidratantes que utilizo en verano.» Siempre había creído que más vale calidad que cantidad, y que menos es más, pero se notaba que ella sabía de lo que hablaba. Además, tenía una piel preciosa, así que estaba claro que algo hacía bien.

Trátate la piel con el respeto que se merece

Yo creo firmemente que solo hay una persona que puede motivarte a hacer aquello que requiere disciplina: tú. Pero si estás leyendo esto de los diez pasos y piensas: «Ni hablar, yo no. Casi no tengo tiempo ni de depilarme las axilas ni de cortarme las uñas de los pies», lo entiendo, porque eso es justo lo que pensé yo al principio. Sin embargo, digan lo que digan, no hay tratamientos milagrosos, y la única manera de conseguir una piel radiante de verdad es invirtiendo un poquito de tiempo y esfuerzo.

Muchos de nosotros hemos empezado una rutina de cuidado facial por miedo («Ay Dios, ¡voy a parecerme a mi madre!») o para revertir un daño que ya hemos hecho («¡Estas manchas oscuras no estaban aquí el mes pasado!»). O, si eres como yo, solo se necesita una humillación semipública por parte de algún compañero de trabajo con buenas intenciones. Todas estas opciones funcionan, pero la mejor motivación, y la más duradera, es el deseo de considerar que tu rutina de cuidado facial es una parte de tu bienestar general.

Si eres una persona ocupada, es fácil que te olvides de tu piel. Porque, a quién vamos a engañar, siempre se puede cubrir (al menos temporalmente). Con los ángulos, los filtros, el maquillaje y la iluminación adecuados, se puede fingir con facilidad una piel radiante. Pero no te puedes pasar toda la vida a la luz de las velas, y la realidad no viene con Photoshop. Cuando eres joven, crees que tú y tu piel sois invencibles. «¡Tus rayos UV no me hacen daño!», dices mientras sacudes el puño al sol. Luego llega un día en el que parpadeas y te despiertas con manchas oscuras, líneas de expresión, poros obstruidos y a un paso de tener eccema. Pero antes de deprimirte y tumbarte en el sofá (fuera del alcance del sol), deja que te asegure que los problemas cutáneos son evitables. Si adoptas tu propio arsenal de pasos (tanto si son cuatro como si son diez), ya tendrás una de las primeras líneas de defensa.

Cuando empieces a pensar en montarte tu propia rutina de cuidado facial, no te dejes intimidar por la idea de que tendrás que gastarte una cierta cantidad de dinero, utilizar solo productos coreanos o comprar productos que no necesitas. La rutina de cuidado facial de cada mujer coreana es diferente porque cada piel tiene necesidades diferentes. La información que presento es solo una pauta para mostrar el orden de pasos y para que te hagas una idea de los productos que puedes utilizar con regularidad.

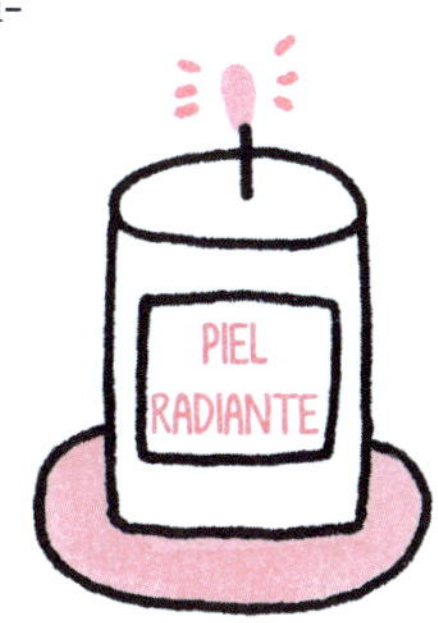

Tener una piel radiante no consiste en tener más productos de los que puedas contar, sino en tener los productos adecuados que hagan los tratamientos adecuados cuando los utilices en el orden adecuado. Necesitas limpiarte la cara, exfoliarte, hacerte tratamientos, hidratarte y protegerte la piel a conciencia y, lo creas o no, todo esto debería llevarte solo unos cinco o diez minutos por la mañana y otros cinco o diez por la noche. Si eres como yo, que soy una noctámbula, seguramente querrás llevar a cabo los pasos que no ha-

La misteriosa rutina coreana de cuidado facial en diez pasos

ces cada día (como la exfoliación o las mascarillas) por la noche, cuando tienes tiempo para relajarte. Si a ti te sobra tiempo y energía por la mañana para dedicárselo a tu rutina de cuidado facial, pues tómate tu zumo de naranja y ¡adelante! (comparto mi rutina matutina en la página 114.)

Ahora sigue leyendo, tú que eres de cuidados mínimos, que esta rutina también es para ti.

La rutina coreana de cuidado facial en diez pasos

1. Desmaquillador y aceite limpiador

Los días que llevo mucho maquillaje (sobre todo rímel resistente al agua y pintalabios de larga duración o *lip stain*) empiezo mi rutina con un algodoncito empapado de un suave desmaquillador o con una toallita de limpieza facial de base oleosa. Esto ayuda a eliminar el maquillaje de los ojos de forma precisa, lo cual puede que no te parezca importante, pero tienes que sacarte bien el rímel, ya que tus ojos y pestañas ya son lo suficientemente delicados sin estar pintados como una puerta con el rímel de hace una semana.

Después utilizo un aceite limpiador para el resto de la cara. Póntelo directamente con los dedos en el rostro seco, realizando movimientos circulares suaves en dirección ascendente. Contrariamente a la creencia generalizada, incluso quienes tienen una piel grasa pueden utilizar un aceite limpiador, ya que no les dejará la piel más grasa. Lo que hará es diluir todos los restos de base oleosa que le queden en la piel, como el maquillaje, el protector solar y el sebo, así como también los restos de contaminación.

Mi elección:

3 Concept Eyes Lip & Eye Remover elimina suavemente todos los restos de rímel resistente al agua, delineadores de ojos y pintalabios de larga duración.

Banila Co. Clean It Zero Classic es una fórmula ligera y suave como el sorbete, que pasa de ser un bálsamo sólido a un aceite sedoso en la piel, y disuelve sin ningún esfuerzo el maquillaje y la mugre tenaces.

Tony Moly Floria Brightening Cleansing Oil hace desaparecer de repente el maquillaje y limpia el sebo, e ilumina el tono de piel con el ingrediente fermentado superestrella: el fermento *Saccharomyces*.

Skinfood Brown Rice Oil Cleansing Tissue viene con cuarenta toallitas prehidratadas que contienen vitaminas y antioxidantes procedentes del salvado de arroz.

2. *Limpiador de base acuosa*

Ahora toca volverte a limpiar la cara y no, no estoy de broma. El hecho de hacer una doble limpieza no solo es una práctica coreana, sino que hay muchos esteticistas y dermatólogos que lo recomiendan porque ayuda a eliminar completamente cualquier impureza que pueda causar erupciones. Aplícate un limpiador de base acuosa (normalmente tendrá una textura cremosa o espumosa) sobre el cutis húmedo y espárcelo con los dedos haciendo movimientos circulares. Durante ambas limpiezas, date un suave masaje por la cara para ayudar a aumentar la circulación y mejorar el drenaje linfático.

Mi elección:

Neogen Dermalogy Real Fresh Green Tea Foam es un limpiador ligero, formulado para pieles sensibles. Está hecho a base de extracto de té verde para combatir los radicales libres y te deja la piel con una sensación suave e hidratada.

Su:m37 Miracle Rose Cleansing Stick viene en una barra muy práctica de fácil aplicación que genera una suave espuma. Contiene extracto de rosa de damasco fermentada y pétalos de rosa.

Benton Honest Cleansing Foam empieza como una intensa crema y se transforma en una lujosa espuma. Te deja la piel suave e hidratada con extractos botánicos.

3. El exfoliante

¡No infravalores la importancia de exfoliarte! Este proceso te ayuda a ablandar los restos que se acumulan en los poros obstruidos y se deshace de las células de piel muerta, lo cual puede mejorarte la textura de la piel, iluminarte el cutis y ayudar a que tus otros productos se absorban mejor. Puedes utilizar un exfoliante mecánico, como el de azúcar, o uno químico, con ingredientes como el ácido láctico o el ácido salicílico, que disuelven el «pegamento» que une las células muertas y las vivas. Exfóliate una o dos veces por semana, centrándote en la nariz (allí donde los puntos negros se montan una fiesta) y en los poros visibles de las mejillas. No olvides frotarte ligeramente los labios, para que se mantengan suaves y el pintalabios se aplique mejor.

Mi elección:

Skinfood Black Sugar Mask Wash Off es una nutritiva mascarilla facial que se aclara con agua. Hidrata y desprende las células de piel muerta para que los productos se absorban mejor.

Neogen Bio-Peel Gauze Peeling Wine utiliza almohadillas de exfoliante físico empapadas de ácido tartárico (AHA) para exfoliar químicamente y lograr una piel más limpia, suave y tersa.

AmorePacific Treatment Enzyme Peel utiliza enzimas naturales de papaya para eliminar las células secas y apagadas de la superficie, y lograr un cutis más suave y brillante.

Goodal Phytowash Yerba Mate Bubble Peeling es un innovador exfoliante para *peeling* que pasa de ser un sérum en crema a un exfoliante en espuma que elimina cuidadosamente las células de piel muerta.

4. El tónico

El tónico es un paso intermedio y, seguramente, será el que la gente te dirá que te saltes si intentas simplificar tu rutina de cuidado facial. Pero ¡no escuches a los detractores! Los tónicos son muy importantes. Al utilizarlos después de la limpieza, ayudan a eliminar cualquier residuo sobrante del limpiador y, a la vez, preparan y reparan la barrera cutánea para que absorbas efectivamente los productos hidratantes que llegarán a continuación.

En Corea, muchas mujeres utilizan tónicos hidratantes en vez de tónicos astringentes, y encontrarás algunos que son aptos para todo tipo de pieles. Están repletos de humectantes que contribuyen a la relajación e hidratación de la piel. Por este motivo, algunas marcas coreanas los llaman a menudo «refrescantes» (*refreshers*). Utiliza un disco de algodón para esparcírtelo por la cara y el cuello; también te puedes aplicar el producto dándote toquecitos con las manos.

#Sokosecret: Es posible que te resulte difícil encontrar un tónico coreano que utilice agua de hamamelis o algún tipo de alcohol, ya que los consumidores suelen evitar los productos con alcohol ¡porque secan la piel!

Mi elección:

RE:P Organic Cotton Treatment Toning Pad equilibra y calma la piel con manzanilla y lavanda. El disco de algodón orgánico permite una exfoliación moderada para eliminar las impurezas.

Son & Park Beauty Water es un magnífico limpiador líquido hecho a base de extractos de plantas naturales que tonifican, exfolian e hidratan para dejar la piel suave y revitalizada.

Su:m37 Water-full Skin Refresher hidrata y equilibra la piel con ingredientes como el agua de bambú y la flor de trébol violeta.

Missha Time Revolution Clear Toner es un tónico hidratante sin perfume, altamente enriquecido, formulado con ingredientes fermentados que te ayudan a unificar el tono de la piel y la preparan para que absorba el resto de los productos de la rutina de cuidado facial.

5. La esencia

Oh, la esencia, ¡el corazón de la rutina coreana de cuidado facial! Las coreanas consideran que la esencia es el paso más importante; se trata de una categoría de cuidado facial creada en Corea. Aún resulta difícil encontrarla en otras partes, pero ¡me apostaría algo a que esto no durará mucho! Yo también he notado resultados visibles a raíz de añadir este paso a mi rutina, porque las esencias te hidratan la piel e incrementan la regeneración celular. Hola, ¡piel radiante!

#Sokosecret: Muchas coreanas también utilizan una esencia para el pelo, ya que consigue que las mechas estén más suaves y brillantes, y aporta nutrientes al cabello frágil. Cuando me iba a cortar el pelo en Seúl, mi estilista también me regañaba severamente cuando se enteraba de que solo me ponía esencia ocasionalmente, en lugar de aplicármela cada vez que me lavaba el pelo.

Mi elección:

Missha Time Revolution First Treatment Essence mejora la elasticidad y unifica el tono de la piel, favoreciendo la regeneración cutánea con su ingrediente superestrella: el filtrado de fermento de *Saccharomyces*.

Neogen Code 9 Lemon Green Caviar Essence & Tox Tightening Pack utiliza un paño de tejido único de tres capas empapado de ingredientes que fomentan la comunicación celular para unificar el tono del cutis y distribuir los nutrientes por la piel.

IOPE Bio Essence Intensive Conditioning tiene más de ochenta ingredientes fermentados que te proporcionan una piel limpia, sana e hidratada.

6. Ampollas, estimulantes y sérums

Las ampollas, también etiquetadas a menudo como «sérums» y «estimulantes» en las líneas occidentales, son lo que te quedaría si pusieras una esencia al fuego y la hirvieras hasta que solo te quedara lo bueno. Normalmente tienen una consistencia más densa y se utilizan para atacar y tratar problemas cutáneos muy específicos. Pueden ayudarte a iluminar la piel (incrementando la regeneración celular, como ya he dicho antes), atenuar las manchas solares y suavizar las líneas de expresión.

Mi elección:

Klairs Freshly Juiced Vitamin C Drop Serum revitaliza la piel, iluminándola y reduciendo la visibilidad de manchas oscuras y marcas de acné.

Missha Time Revolution Night Repair New Science Activator Ampoule parece un trabalenguas, pero es un maravilloso tratamiento localizado para reducir los signos de la edad, mejorar la elasticidad de la piel y proteger la función de barrera de la piel.

RE:P Ultra Moist Gel Oil es un sérum avanzado que rellena intensamente la piel áspera y seca con aceites de argán y de semillas de jojoba.

7. La mascarilla facial de un solo uso

Si la esencia es el corazón de la rutina coreana de cuidado facial, la mascarilla facial de un solo uso es el alma. Se trata de un ritual de relajación silencioso y meditativo. Por lo general, deberías usar una mascarilla dos veces por semana, pero lo puedes hacer más a menudo si tienes la cara muy seca. Lo divertido de estas mascarillas radica en su variedad y precio; a veces puedes encontrarlas hasta por menos de dos euros.

Ponte una mascarilla facial de un solo uso en la cara, túmbate y relájate durante veinte minutos. El secreto de estas mascarillas es que el tejido hace que el producto no se evapore. Su contacto prolongado con la piel del rostro obliga a que se absorban más nutrientes e hidratación que si te los aplicaras con una crema o sérum.

Mi elección:

Manefit Bling Bling Hydrogel Mask es una mascarilla de dos piezas empapada de esencias nutritivas que refresca con el contacto y calma instantáneamente la piel tensa y cansada.

Tony Moly My Little Pet Eye Patch utiliza extracto de té verde y niacinamida que revitaliza, hidrata y reduce la visibilidad de las líneas de expresión y de la piel apagada de debajo de los ojos.

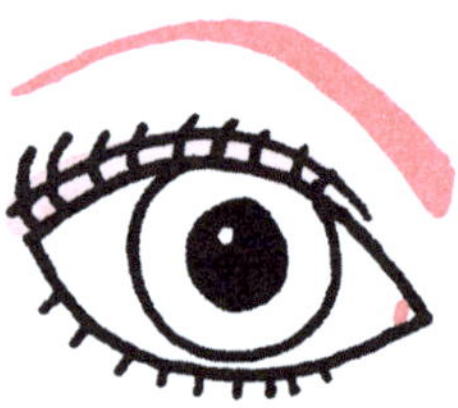

Skinfood Hydro Fitting Snail Mask Sheet utiliza baba de caracol para propiciar la generación celular, calmar la piel irritada y reponer los niveles de hidratación.

Banila Co. It Radiant Lace Hydrogel Mask Sheet hidrata y nutre la piel con ingredientes como el aloe vera. El diseño blanco calado convierte las mascarillas faciales en algo chic.

8. La crema para el contorno de ojos

Si los ojos son las ventanas del alma, la piel de su alrededor es el barómetro de tu edad (no suena demasiado poético, ¿verdad?). Utilizar una crema intensiva para el contorno de ojos con regularidad te ayuda a mantener a raya las ojeras, la hinchazón y las patas de gallo. En el contorno de los ojos tenemos la piel más fina y delicada de la cara. Las cremas para el contorno de ojos se parecen a las ampollas y a las esencias, pero contienen una alta concentración de ingredientes beneficiosos, formulados para ser extremadamente delicados y no irritarte la piel.

Para ponerte el contorno de ojos, aplícalo con cuidado alrededor de toda la cavidad orbitaria dando toquecitos con el dedo meñique, pero no te acerques demasiado a la línea de agua interna de los ojos, ya que puede irritártelos. Todos hemos visto a niños con sueño frotándose los ojos, exactamente lo opuesto a lo que tienes que hacer. Aplicarte la crema con suaves toquecitos no solo permite que se absorba mejor el producto, sino que también ¡evita los estirones que solo hacen que generar más arrugas!

Mi elección:

Skinfood Royal Honey Eye Cream contiene humectantes hidratantes como la jalea real o el extracto de miel, y viene en un higiénico tubo.

Banila Co. It Radiant Brightening Eye Cream utiliza ingredientes naturales para hidratar y calmar la piel tensa y delicada.

Etude House Moistfull Super Collagen Eye Concentrate está hecha con una fórmula única a base de aceite de semilla de baobab que suaviza las líneas de expresión y las arrugas.

9. La crema hidratante

La hidratación es, seguramente, la parte más importante de tu rutina de cuidado facial nocturno (mientras que la protección solar es la parte más importante de tu rutina diurna; ya te lo explicaré mejor después). Seguramente, es la fórmula más densa que te pondrás en la cara, y por eso va la última, y le sacará el máximo partido a las horas de regeneración cutánea de la noche. Una vez por semana, sustituye tu crema de noche por una mascarilla de noche para (sorpresa, sorpresa) hidratarte intensamente.

Mi elección:

Son & Park Beauty Gel es un gel hidratante que te refresca la piel y crea un brillo fresco e hidratado. Es ideal para antes de maquillarte.

LIZ K Ultra Waterfall Cream es una hidratante con base de gel que hidrata intensamente, ilumina y calma la piel a lo largo del día y de la noche.

Goodal Super Seed Oil Plus Balancing Emulsion utiliza aceites de semillas fermentadas para mejorar la elasticidad de la piel, unificar el tono, reducir las rojeces e inhibir la producción excesiva de grasa.

Missha Super Aqua Cell Renew Snail Cream es una crema en gel con baba de caracol (un extracto con ingredientes beneficiosos para la piel, como el ácido hialurónico y las glicoproteínas) que restablece la hidratación y repara los daños de la piel.

Belif True Cream – Aqua Bomb es una crema en gel ligera, formulada para «actuar» justo al aplicarse con el fin de aportar una hidratación extra, y lograr un cutis sano y elástico.

Lioele V-Line Waterdrop Sleeping Pack también tiene la consistencia de un gel, es muy hidratante y reduce las rojeces. Masajéate el producto por la cara y se transformará en gotitas de agua.

RE:P All Night Moisture and Relief Mask es una mascarilla de noche diluida con extractos botánicos de limón, albahaca y aceituna para restaurar y regenerar la piel.

10. Protector solar

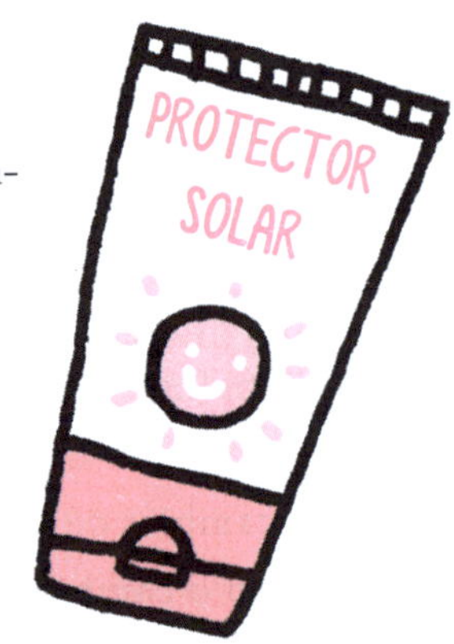

Este último producto podría contar también como los pasos 11, 12 y 13, ya que tendrás que reponerlo a lo largo del día. Ponerte protección solar de forma regular es, sin duda, el factor más importante para mantener y proteger la salud y la belleza de la piel, incluso si solamente estás sentado cerca de una ventana o sales afuera unos pocos minutos.

#Sokosecret: ¡Es super importante ponerte crema solar después de la exfoliación o de cualquier tratamiento láser! Tu piel está más frágil después de estas acciones. Técnicamente, las erupciones también son pequeñas heridas y, en consecuencia, son más susceptibles a la pigmentación posinflamatoria. Por eso, a veces, después de que un grano se cure, aparece en su lugar una mancha oscura.

Mi elección:

Skinfood Gold Kiwi Sun Cream es un protector solar de amplio espectro, con un FPS de 50+/PA+++, ligero y nada graso. Además, contiene óxido de zinc y dióxido de titanio para proteger la piel de los daños que puedan provocar los rayos UVA y UVB.

Neogen Day-Light Protection Sun Screen SPF 50/PA+++ ofrece una protección de amplio espectro para pieles sensibles.

Missha All-Around Safe Block Waterproof Sun Milk es un protector solar facial ligero que se absorbe rápidamente sin ser graso ni dejarte la piel blanca, y te protege gracias al óxido de zinc y al dióxido de titanio y a su FPS 50+/PA+++ de amplio espectro.

En el cuidado facial, como en la vida, el cambio es bueno

Incluso una vez que hayas establecido una rutina de cuidado facial, no tiene por qué ser inamovible. Puedes añadir o sacar productos con los cambios de estación (utilizar una crema hidratante adicional en invierno o cambiar a una emulsión más ligera en verano, por ejemplo), o cuando viajas entre diferentes climas. Por eso es tan importante que conozcas tu piel y sepas qué te va bien a ti. No hay ninguna rutina de cuidado facial que sea talla única, ni tampoco existen garantías de que lo que te da buenos resultados ahora te funcione igual de bien dentro de un año.

Modificación de tu rutina por la mañana (o cómo llegar puntual al trabajo)

Mi rutina de día es similar a la nocturna, pero como normalmente voy a toda pastilla a la hora de maquillarme porque le doy al botón de repetición del despertador varias veces, normalmente solo utilizo lo esencial.

Empiezo con una doble limpieza. ¿Incluso por la mañana? ¡Sí! Te acabas de pasar (si todo va bien) entre seis y ocho horas durmiendo con productos de cuidado facial en la cara, mientras sudabas y producías grasa. Créeme, te conviene eliminarlos con una doble limpieza. Luego sigo con un tónico, tal y como lo hago por la noche, y después prosigo con la rutina hidratante de la esencia, ampolla o sérum (dependiendo de lo que esté usando en ese momento concreto), contorno de ojos y crema hidratante.

Después de haberles dado tiempo para que se absorban (normalmente aprovecho para lavarme los dientes, peinarme o sorber un batido), termino con una generosa capa de protector solar y luego sigo con el maquillaje.

Puede que a veces te saltes uno de los pasos de limpieza o hidratación por la mañana, y está claro que no te vas a morir. Sin embargo, el protector solar es el componente esencial en la rutina diurna si vas a recibir ni que sean cinco minutos de exposición solar. Es posible que tu hidratante de día, tu BB cream o tu maquillaje fluido en esponja lleven FPS, pero asegúrate de que te estás protegiendo correctamente.

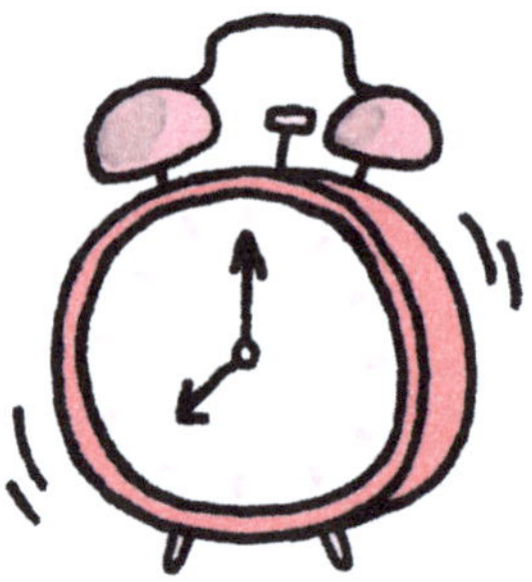

#Sokosecret: Por más que el tema de los múltiples pasos y capas sea popular en Corea, las marcas de belleza están empezando a idear fórmulas únicas que tonifican y exfolian a la vez. La *Beauty Water* de Son & Park es lo último que ha salido al mercado y que es digno de mención, con extractos de naranja, lavanda y rosa.

HISTORIAS DE LA PIEL: Yeon-seo Oh

ACTRIZ Y MODELO SURCOREANA

Primero me limpio la cara con un delicado aceite limpiador y me la enjuago. Luego me masajeo con una suave espuma limpiadora, y después me enjuago bien con agua. Mi producto preferido es la espuma *Neogen Dermalogy Real Fresh Foam* porque tiene frutas naturales y te deja el rostro limpio como el de un bebé.

Sigo con un tónico, y me hidrato de inmediato con una esencia. No me gustan las cremas que están demasiado enriquecidas o tienen una textura densa, así que siempre utilizo *Neogen Tox Tightening Pack* antes de irme a la cama. Sé que cuando me masajeo e hidrato la piel por la noche, me quedará mejor el maquillaje al día siguiente. Trabajo constantemente con maquilladores profesionales y me dan muchos consejos. Están casi cada día en contacto con mi piel, se preocupan por su bienestar y me dicen qué productos están bien y cómo usarlos. Tengo la sensación de que esto me ha ayudado mucho a aprender a cuidarme la piel.

El maquillaje es parte de mi trabajo, pero el cuidado facial es lo más importante y debería ser prioritario. Si tienes una piel sana y brillante, solo te falta un toquecito de maquillaje.

¿Qué tipo de piel tienes?

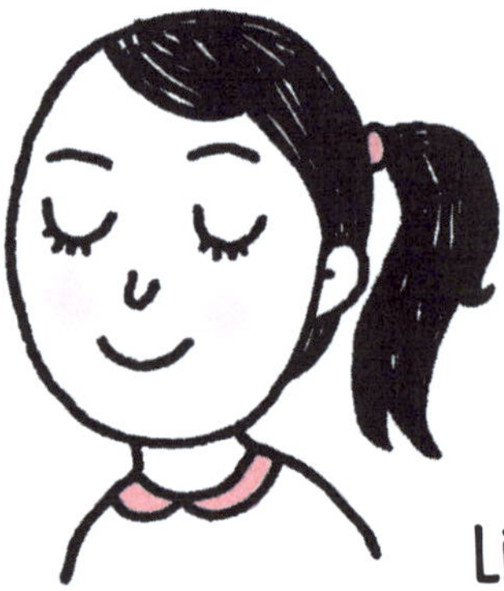

NORMAL

Algunos poros en la zona T. Erupciones ocasionales. Ligero brillo graso.

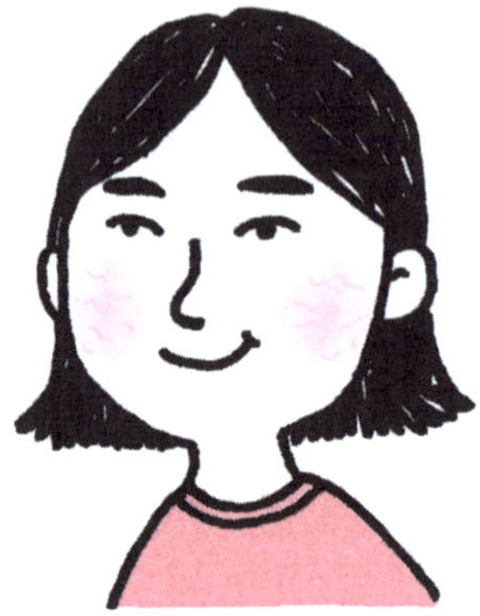

SECA

Pocos poros y brillos (o ninguno). Piel escamosa y tirante.

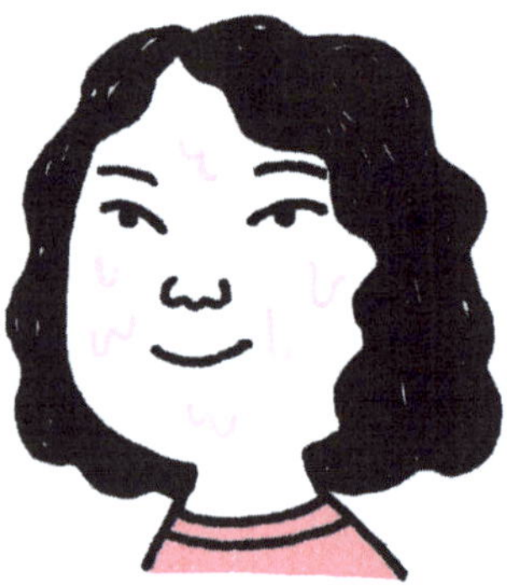

GRASA

Erupciones frecuentes. Poros grandes. Brillo graso.

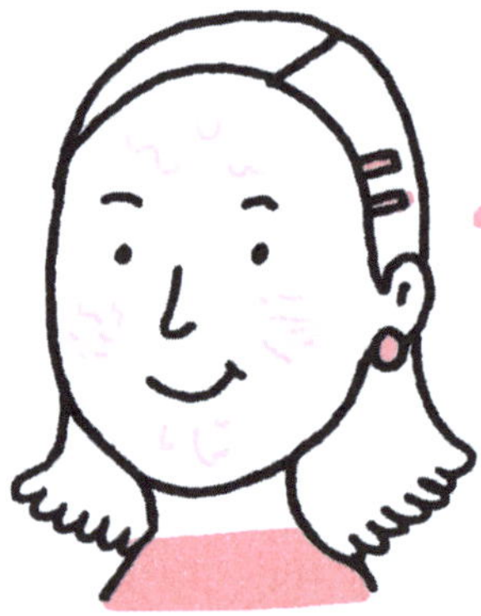

MIXTA

Zona T grasa, piel seca en el resto.

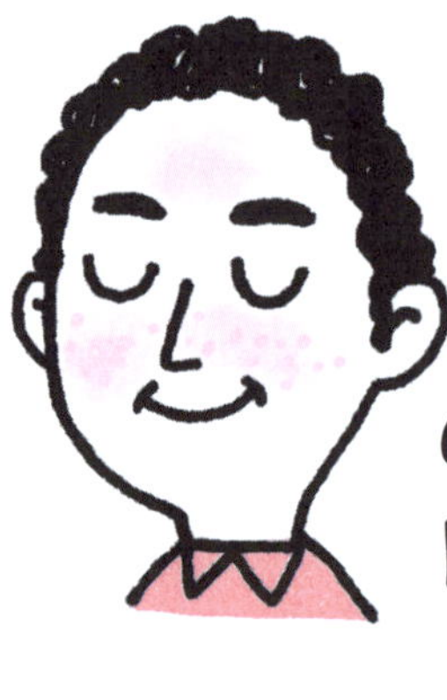

SENSIBLE

La piel reacciona fácilmente ante productos / medio ambiente. Enrojece, se llena de bultos o pica.

8

El abecé para comprar productos para la piel:

encontrar lo que tú necesitas

Ahora que ya estás a tope para empezar tu rutina de cuidado facial, ¿por dónde empiezas? Pues comprando.

Sin embargo, antes de creerte Pretty Woman pero con productos de belleza, te aviso de que, a menudo, ir a comprar productos para el cuidado de la piel puede resultar abrumador a causa de la gran variedad de opciones y precios. ¿Necesitas una esencia, una mascarilla de noche o una mascarilla facial de un solo uso? Un momento, ¿necesitas las tres? ¿El aceite limpiador debería venir con un dosificador o en forma de bálsamo? Madre mía, ¡te olvidabas del contorno de ojos!

También puede resultar una experiencia decepcionante si esperas que tu piel mejore, pero terminas llevándote un producto que te provoca más congestión en la cara de la que tenías al principio. Vaya, que es una lata.

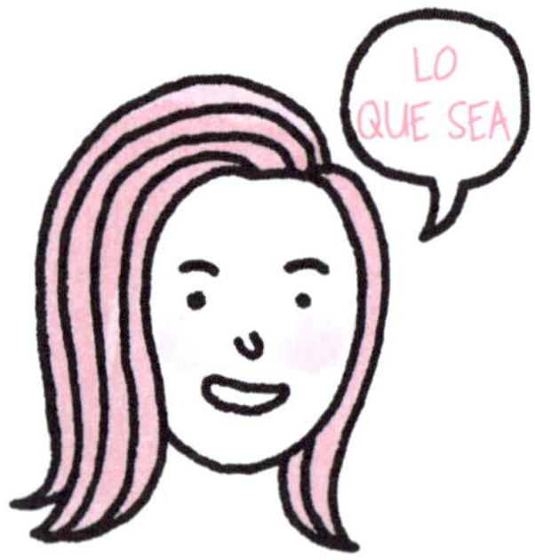

Así que en vez de agarrar la tarjeta de crédito e irte a ciegas, hazte un examen de conciencia y analiza la mejor manera de comprarte productos para el cuidado facial. Yo creo firmemente que puedes respetar la piel y la cartera a la vez, así que ¡vamos a tomar buenas decisiones, chicas!

Antes de nada, ¡hagamos un curso de repaso! ¿Te acuerdas de lo que ya te he contado, que no deberías dar por hecho que lo que utilizan tus dos mejores amigas te vaya a funcionar a ti también? Por mucho que elogien el producto, puede que no sea adecuado para ti. Tu piel es solo tuya.

Después de hablar con dermatólogos en Corea y especialistas de I+D en grandes empresas coreanas de belleza y combinar sus informaciones con mis conocimientos de esteticista, elaboré unas pautas de los problemas que puedes encontrarte en la cara y cómo utilizar esta información para ayudarte a determinar tu tipo de piel. Quiero remarcar la palabra *pauta* porque está claro que no hay una fórmula perfecta y que las condiciones de la piel pueden variar dependiendo de muchos factores diferentes. Las condiciones medioambientales, el estrés, las alergias y la alimentación son solo algunos de los elementos que pueden desempeñar un papel en el estado en que se encuentra tu piel y hacer que esta cambie constantemente.

Por eso, cuando estoy delante del espejo, no me limito a maquillarme o a probarme diferentes zapatos. Me tomo mi tiempo para analizarme la piel y ver qué tal va. Que no te asuste acercarte demasiado al espejo después de haberte limpiado la cara. Obsérvate detenidamente la piel, no solo con los ojos, sino también con los dedos ¡ya que así puedes palpar lo que se escape a la vista! Una vez por semana es bueno preguntarle a tu piel cómo está y ver qué hay de nuevo: ¿tienes el puente de la nariz escamoso? ¿La barbilla está áspera y llena de bultos? ¿Tienes un parche escamoso que te pica encima del ojo derecho?

Cuanto antes detectes estas cosas, antes podrás tratarlas y evitar que se extiendan.

La guía de Charlotte: ¿qué piel tienes?

Signos de que tienes una piel NORMAL

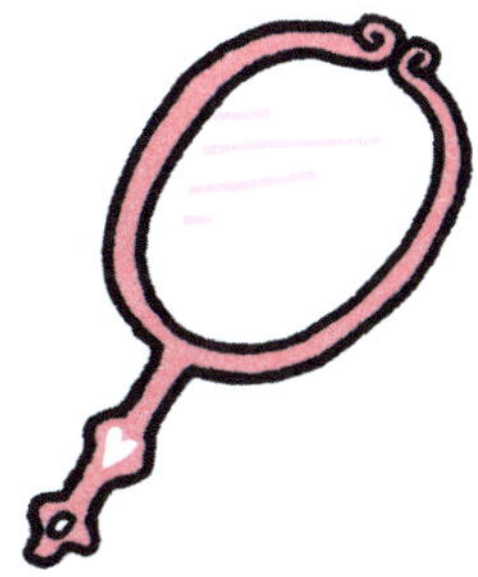

- Tienes pequeños poros por la zona T
- Casi nunca tienes erupciones
- Al final del día tienes un ligero brillo graso
- Casi nunca eres sensible a los productos para la piel

Básicamente, te ha tocado el gordo. Tanto si un producto tiene una consistencia densa, media o ligera, como si una fórmula contiene más agua o más aceite, casi todo lo que te pongas en la cara te funcionará bien. Seguramente vas por la vida con pocas imperfecciones y tienes la piel relativamente suave, brillante y firme.

Foco de cuidado: mantén tu piel saludable y protégela mediante la limpieza, la hidratación y la protección solar.

Signos de que tienes una piel SECA

- Tienes muy pocos poros y puntos negros visibles
- Tienes la piel escamosa o áspera
- Te notas la piel constantemente tensa o te pica
- No tienes un brillo graso

¡Tienes la piel escamosa y áspera, así que hay que nutrirla! Ponte productos con bases más bien oleosas y emolientes para proteger la barrera cutánea. Con este tipo de piel eres más propenso a que sean visibles los signos de la edad (líneas de expresión y arrugas). ¿Cuál es la parte positiva de tu tipo de piel? Tienes poros pequeños, así que no tienes que enfrentarte a una frente aceitosa y grasa, y casi nunca tienes imperfecciones o acné.

Foco de cuidado: vigila con la hidratación. Busca humectantes que te devuelvan la hidratación a la piel y formen una barrera más sana.

Signos de que tienes una piel GRASA o CON TENDENCIA ACNEICA

- Tienes erupciones y puntos negros a menudo
- Tienes poros dilatados por toda la cara
- Tienes un brillo graso y te notas residuos aceitosos cuando te tocas la piel
- Actualmente tienes una erupción

A diferencia de quienes tienen la piel seca, tu piel contiene mucha grasa. Esto significa que tu barrera estará protegida con aceites naturales, y parecerás joven más tiempo. Pero, por desgracia, ¡el exceso de grasa también comporta el riesgo de que surjan erupciones de acné! Las cremas en gel (fórmulas con base acuosa) funcionan bien en tu tipo de piel. Además, los aceites limpiadores son una maravilla para eliminar el sebo por la mañana y por la noche.

Foco de cuidado: evita la obstrucción de los poros y controla la producción de grasa, exfoliando la piel con, por ejemplo, ácido salicílico. Utiliza productos ligeros, de tipo gel y con base acuosa, para evitar añadirle más grasa a la piel. Intenta también prescindir de emolientes como la manteca de karité y la lanolina. Termina con un maquillaje sin aceites.

La limpieza desempeña un papel importante en este caso, sobre todo si tu piel es propensa al acné. Utiliza un aceite limpiador suave para eliminar tu sebo natural. No utilices exfoliantes agresivos (con gránulos) en zonas con erupciones activas. Los ingredientes antiinflamatorios y antibacterianos, como el aceite de árbol de té, te resultarán beneficiosos. Asegúrate de aplicarte protección solar, ya que las erupciones de acné son, técnicamente, heridas y están sujetas a una pigmentación posinflamatoria, es decir, pueden oscurecer de forma permanente tras la exposición solar.

Signos de que tienes ACNÉ HORMONAL

- El acné no responde a tratamientos tópicos
- Se te acumula principalmente debajo de los pómulos y en la parte inferior de la mandíbula
- Es quístico, es decir, los granos están profundamente incrustados en la piel y duelen
- Se reaviva la semana antes o la semana después de la menstruación

Si crees que este es tu caso, habla con tu dermatólogo para que te examine las concentraciones hormonales o habla con un herborista o nutricionista para que te ayude a identificar las modificaciones en tu estilo de vida que te ayudarían a encontrar un equilibrio para el cuerpo y la piel.

Signos de que tienes una piel MIXTA

- Tienes poros visibles en la zona T (nariz, frente, e incluso algunos en las mejillas)
- Tienes la zona T grasa, pero el resto del rostro está seco y áspero
- Tu piel es realmente indecisa: has tenido que enfrentarte a zonas escamosas y secas y al acné a la vez

Foco de cuidado: que no te dé miedo utilizar tratamientos especializados para diferentes áreas del rostro. Si tienes una zona T grasa, utiliza un exfoliante BHA y un hidratante ligero de tipo gel para esta área, y un aceite hidratante más cremoso en las zonas más secas.

Signos de que tienes una piel SENSIBLE

- Te arde o te pica la piel cuando la expones a ciertos productos o ambientes
- Se te enrojece la piel o te salen bultos con facilidad

Te recomendaría que te aseguraras de que los productos que utilizas no contengan fragancias o pigmentos, ya que ambas sustancias pueden resultar irritantes. Evita los productos altamente alcalinos y los exfoliantes químicos fuertes. Además, si puedes, hazte primero una prueba cutánea con el producto en el brazo antes de comprarlo.

Foco de cuidado: tanto si tienes la piel grasa como si la tienes seca, tu prioridad número uno es encontrar productos de cuidado facial suaves que no contengan fragancias añadidas ni exfoliantes abrasivos para evitar así erupciones, rojeces e irritación.

Y ahora... ¿qué productos compro para mi tipo de piel?

Tanto si estás en una tienda física como navegando por internet, te enfrentarás a un intimidante número de diferentes marcas con bonitos y coloridos frascos compitiendo para captar tu atención. ¿Qué es lo primero que debes tener en cuenta? Tendrás que hacer tabla rasa. Esto significa que tienes que ir sin nociones preconcebidas acerca del cuidado facial. Ya es hora de desterrar algunos mitos sobre el cuidado facial que han surgido como resultado de años de marketing lleno de palabrería.

El precio

No es cierto que los productos más caros sean los que mejor te cuiden la piel. El mercado de belleza en Corea es la prueba de que puedes comprar productos bien formulados a precios verdaderamente asequibles. A veces, las marcas caras no son caras por los ingredientes que utilicen o por la investigación que lleven a cabo para formular sus productos, sino porque hacen campañas de marketing enormes con la representación de famosos, y tienen que recuperar la inversión.

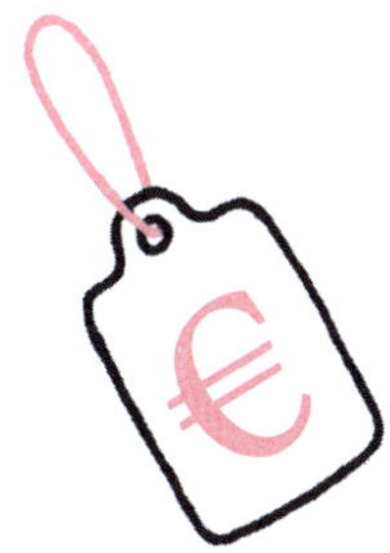

El sexo

Chicos, vuestra única opción no es la línea de cuidado facial masculina. Sonrío cada vez que una amiga me cuenta que su novio utiliza sus productos de cuidado facial. Dave y yo utilizamos a menudo los mismos productos y no pasa nada porque, repito, los chicos también deberían comprarse los productos según su tipo de piel (¡no porque un frasco diga que el producto es para hombres!).

Sí que es verdad que algunos hombres tienen la piel un poco más seca e irritada alrededor de la boca y la barbilla a raíz de afeitarse. Incluso hay quien dice que los hombres generan más aceite que las mujeres, pero en general, la piel es piel y no todo el mundo encaja dentro del mismo patrón. Normalmente, la única diferencia está en el envoltorio y la fragancia. Algunos chicos quieren simplemente productos que parezcan y huelan más masculinos, y es totalmente respetable, pero es bueno saber que sus opciones no son limitadas.

La edad

¡No! No sigas por aquí. Mucha gente cree que la edad es el factor más importante a la hora de decidir qué productos probar. Los productos adecuados para ti no se formulan según la edad que tengas, sino según el estado de tu piel. ¿Todas las personas de cuarenta años tienen los mismos problemas? No. Así que no deberías comprarte una línea de productos basándote en el grupo de edad al que perteneces, y punto. La edad no es más que un número.

«Recomendado por dermatólogos»

Suena legítimo y oficial, pero esta expresión se utiliza incluso si solo ha sido un dermatólogo el que le ha dado el visto bueno a un producto, y aunque le hayan pagado para dar esa aprobación. La seguridad que nos da saber que un producto cuenta con el apoyo de un médico tiene una influencia indudable, pero que no te engañen y te hagan pensar que ese producto es mágico y, de algún modo, adecuado para ti.

«Hipoalergénico»

Esta palabra la puedes encontrar fácilmente en productos que aseguran producir el mínimo de reacciones alérgicas. Sin embargo, actualmente no hay regulaciones por parte de la FDA en cuanto a las fórmulas alergénicas, así que las empresas ¡pueden utilizar este término cuando les plazca! Me sabe mal para los que tenéis la piel sensible, porque no lo tenéis fácil. Es mejor que aprendáis qué tipo de irritantes provocan erupciones y evitarlos mirando la lista de ingredientes en la parte trasera del frasco. Incluso los dermatólogos afirman que este término significa muy poco.

«Cosmecéutico»

He aquí otro término engañoso. Significa que el producto en cuestión contiene fármacos o beneficios médicos, pero la FDA no lo tiene regulado, así que, de nuevo, cualquiera puede estampar esta promesa en un frasco. Si de verdad tuviera beneficios médicos, sería un medicamento, no un producto cosmético. Si te encuentras con cualquier producto etiquetado como «hipoalergénico, cosmecéutico, recomendado por dermatólogos», básicamente habrás dado con la tontería más gorda en cuidado facial.

Productos naturales «sin sustancias químicas»

Suena muy atractivo esto de apostar por un cuidado facial completamente natural, pero ¿es realmente mejor? En un mundo perfecto, cada ingrediente natural es mejor para ti que su versión sintética, pero ¡vivimos en un mundo imperfecto donde hay miles de sustancias naturales que son extremadamente irritantes para la piel! Por ejemplo, la hiedra venenosa o ¡incluso la hierba! Muchos conservantes sintéticos son una opción mejor para estabilizar el producto y pueden conservarlo con eficacia durante más tiempo. Si eres un fanático de las fórmulas naturales sin conservantes, ten presente que no te durarán casi nada en las estanterías del baño y que tendrás que tirarlas incluso antes de tener la oportunidad de gastarlas.

Con respecto a esto último, los productos sin sustancias químicas van muy buscados. Ya sé que la palabra *químico* suena alarmante, pero ¿sabías que tú también te compones de millones y millones de sustancias químicas? Así que no todo es blanco o negro. La mejor recomendación es entender siempre qué ingredientes te funcionan y cuáles no.

¿Cuándo deberías tirar los productos?

Los productos de cuidado facial no duran toda la vida. Ya se encargan de esto el oxígeno, el agua y las bacterias de tus dedos pegajosos al hundirlos por todo el recipiente. Busca el símbolo del período de validez tras la apertura, un pequeño bote abierto indicado en el envoltorio, donde verás un número junto a una «M» que indica los meses de vida útil de un producto después de haberlo abierto. Aunque cada producto que utilices tendrá una cifra diferente (especialmente si está contenido en un bote o en un dosificador), mi regla personal es que los productos de cuidado facial deberían tirarse un año después de haberlos comprado. Atención, compradores compulsivos: los productos que no se han abierto aguantarán unos dos o tres años.

#Sokosecret: Muchas marcas coreanas indican en sus productos la fecha de fabricación en vez de la fecha de caducidad. A veces la gente se asusta cuando ve esa fecha y piensa: «¡Este producto ya está caducado!». Como las marcas coreanas son cada vez más globales, algunas han empezado a pasarse al método de la fecha de caducidad. Si ves los caracteres coreanos «제조» después de la fecha, significa que se trata de la fecha de fabricación, no de caducidad.

¿Pasa algo por mezclar y combinar marcas?

Para nada. Nunca te sientas en la obligación de utilizar una línea de cosméticos para lograr los mejores resultados (esta es una famosa táctica de marketing, ¡así que no te dejes enredar!). Me ha pasado muchas veces lo de encontrarme con una marca determinada que tiene un aceite facial increíble, pero una crema hidratante horrible. Mezcla y combina para complacer a tu piel.

¿Por qué escoger productos coreanos?

No te diría nunca que tienes que usar productos coreanos para tener una piel más sana y que parezca más joven. Como ya he dicho antes, hay muchos productos occidentales que son famosos en Corea. Lo más importante es que te armes con el conocimiento adecuado e investigues qué productos te convienen. Puede que estén fabricados en Corea y puede que no.

Sin embargo, hay una razón por la que tantas tendencias de belleza y productos hechos en Corea influyen a escala mundial en la oferta de productos e, incluso, de ingredientes clave. El país está increíblemente enfocado a la belleza y tiene una base de clientes muy informados que han transformado la industria por completo, manteniendo a las empresas a raya para que cumplan con su demanda de impresionantes productos de alta calidad. He aquí algunos de los motivos por los que Corea es líder en belleza y cuidado de la piel:

- *Excelentes fórmulas a precios asequibles.* Los coreanos se toman en serio el cuidado de la piel. Saben lo que quieren y cómo lo quieren, y no desean pagar una fortuna para obtenerlo. Esto hace que las empresas coreanas de cosméticos se esfuercen para crear los mejores productos a precios razonables. Es por eso que las grandes empresas de cosméticos a nivel mundial se basan en el mercado de los consumidores coreanos para probar sus productos. Si tienen salida en Seúl, la tienen en cualquier parte.
- *Investigación y desarrollo innovadores.* Como ya he explicado antes, las empresas de cosméticos coreanos valoran realmente las opiniones de los consumidores, así que hay un gran foco en la investigación y el desarrollo para satisfacer los estrictos estándares y necesidades de los consumidores. ¿Cuál es el resultado? Una explosión de productos avanzados y efectivos como los maquillajes fluidos en esponja, las mascarillas faciales de un solo uso y los productos de cuidado de la piel fermentados.

#Sokosecret: Los fermentados son lo último en la innovación del cuidado facial coreano. Fermentar los ingredientes de cuidado facial es ventajoso porque el proceso de transformar frutas, plantas, hierbas y levadura genera aminoácidos y antioxidantes, amantes de la piel, que se absorben más fácilmente. Marcas como Su:m37 y Goodal se centran en utilizar ingredientes fermentados en sus fórmulas.

- *Ingredientes nuevos y potentes.* Como ya he dicho, lo que importa no es el precio, sino la buena formulación de los productos para aportan *feedback* constantemente a las empresas, explicándoles que tienen la piel sensible, para que estas puedan centrarse en utilizar ingredientes bien testados y nutritivos que hidraten y traten la piel. No se trata de lograr resultados inmediatos, sino de un uso constante que hará que tu piel esté en un estado más saludable.

- *Productos bien diseñados con una estética fantástica.* Las empresas coreanas de cosméticos realmente se lo han trabajado para generar envoltorios y diseños estéticos. Lo encontrarás todo desde lo *gwiyeowo* («mono») hasta la elegancia sofisticada. Si vas a utilizar un producto cada día y cada noche, está bien que sea agradable a la vista. ¡Seguro que esto hará que el cuidado facial y la belleza sean tan placenteros como beneficiosos! Repito, las empresas esperan el *feedback* de los consumidores para ver cómo pueden mejorar la experiencia del cliente. Quieren ser creativas y arriesgarse, así que dale la bienvenida a la crema de manos del panda.

¿Quieres saber mis marcas preferidas? ¡En el capítulo 11 encontrarás una guía completa de las compras para el cuidado facial en Seúl!

Ingredientes que tienen que entusiasmarte

Ingrediente	Qué es	Qué hace
Ácido hialurónico	Humectante, hidratante	Aporta hidratación
Glicerina	Humectante, hidratante	Aporta hidratación
Miel	Antiinflamatorio, antioxidante	Cicatriza heridas y combate los signos de la edad
Ceramidas	Hidratantes	Recuperan la hidratación y mejoran la textura de la piel
Urea	Humectante, hidratante	Aporta hidratación
Ácido glicólico	Exfoliante químico (AHA), humectante	Exfolia, aporta hidratación e ilumina la piel
Ácido láctico	Exfoliante químico (AHA), humectante	Exfolia, aporta hidratación, ilumina la piel y reduce las arrugas
Ácido kójico	Inhibidor de melanina	Reduce la hiperpigmentación
Niacinamida	Antioxidante, inhibidor de la melanina	Combate radicales libres, hidrata, mejora la elasticidad y reduce la hiperpigmentación, las rojeces y las líneas de expresión/arrugas
Ácido salicílico	Exfoliante químico (BHA), antiinflamatorio, antibacteriano	Elimina el sebo y trata el acné
Peróxido de benzoílo	Antibacteriano	Trata el acné
Ácido mandélico	Exfoliante químico (AHA)	Reduce la hiperpigmentación, exfolia y aporta hidratación

Ingrediente	Qué es	Qué hace
Vitamina A	Antioxidante	Trata el acné y reduce las arrugas y la hiperpigmentación
Vitamina C (otras formas: ascorbato de calcio, ácido ascórbico, palmitato ascorbilo, Ester-C)	Antioxidante, inhibidor de la melanina	Estimula la producción de colágeno, aporta hidratación e ilumina la piel
Vitamina E	Antioxidante	Aporta hidratación, reduce la hiperpigmentación y combate los radicales libres
Cafeína	Antioxidante	Reduce las rojeces y combate los radicales libres
Extracto de frambuesa	Antioxidante, antibacteriano	Reduce las rojeces
Óxido de zinc	Protector solar físico	Protege de los rayos UVA y UVB
Dióxido de titanio	Protector solar físico	Protege de los rayos UVA y UVB
Ginseng	Antioxidante	Estimula la producción de colágeno
Filtrado de baba de caracol	Hidratante	Hidrata y estimula la producción de colágeno
Filtrado de fermento de *Saccharomyces*	Antioxidante, antiinflamatorio	Hidrata, combate los signos de la edad e ilumina la piel
Té verde	Antioxidante	Hidrata y combate los signos de la edad
Aceite de árbol de té	Antibacteriano, antiinflamatorio	Trata el acné

Consumidor, sé inteligente

Ha llegado el momento de ir de compras. Pero antes de empezar, acuérdate de ir con cuidado y no caer en la trampa de creer que un producto en particular te proporcionará una piel perfecta por arte de magia. Ten en cuenta que se tarda tiempo en ver los resultados. Infórmate bien de los ingredientes y utiliza los productos que necesites para favorecer las defensas naturales de la piel de manera constante y mejorar cualquier problema que te observes en el cutis. El objetivo no es lograr una piel perfecta (¡no existe la piel perfecta!), sino conseguir que tu piel esté lo más sana posible.

Incluso en Seúl, cuando veo a alguien con un cutis inmaculado y radiante, me recuerdo a mí misma que puede que solo «se vea» perfecto. Puede que tenga puntos negros en la nariz, una barbilla seca y una frente brillante, pero sabe qué hacer y qué utilizar para tenerlo bajo control. Como tú. Así que vámonos de compras.

HISTORIAS DE LA PIEL: Paul Kang

VICEPRESIDENTE SÉNIOR DE LA DIVISIÓN DE INVESTIGACIÓN DEL CUIDADO FACIAL DE AMOREPACIFIC

En Estados Unidos, el cuidado de la piel representa aproximadamente un 20 por ciento del mercado de la belleza, pero en Corea se acerca al 50 por ciento. La prevención representa el mayor segmento del cuidado facial en Corea. Los consumidores tienen dos factores en consideración: esperan que los productos sean eficaces a la hora de tratar y corregir, pero realmente no creen que vayan a obrar milagros ni logren retroceder en el tiempo, así que se centran mucho en la prevención de los problemas de la piel antes de que aparezcan. Los consumidores coreanos creen firmemente que verán grandes resultados si se cuidan la piel continuamente durante mucho tiempo.

A los consumidores no les importa qué información aparezca en el frasco acerca de lo que haga un cierto producto. En vez de esto, buscan comentarios en internet o escuchan las opiniones de sus amigos acerca del producto y lo prueban ellos mismos. El sector del maquillaje está creciendo en Corea y se debe, en gran parte, a que los consumidores quieren que los productos tengan más de una función, como el maquillaje fluido en esponja, que además de ser un maquillaje, te protege la piel. Las coreanas dedican mucho tiempo y esfuerzo al cuidado de la piel, pero quieren que su rutina de maquillaje sea lo más rápida y fácil posible.

Los dos factores más importantes y determinantes para decidir qué productos deberías utilizar son tu maquillaje genético (tu tipo de piel) y el clima. En California se utilizan diferentes productos que en Singapur. Muchos coreanos tienen la piel sensible, así que, incluso cuando algún producto está formulado y probado en piel caucásica, puede resultar irritante para muchos coreanos. Y aunque nuestros consumidores quieran productos antienvejecimiento, quieren que sean seguros. Si no están satisfechos con un producto nuevo, le dicen adiós.

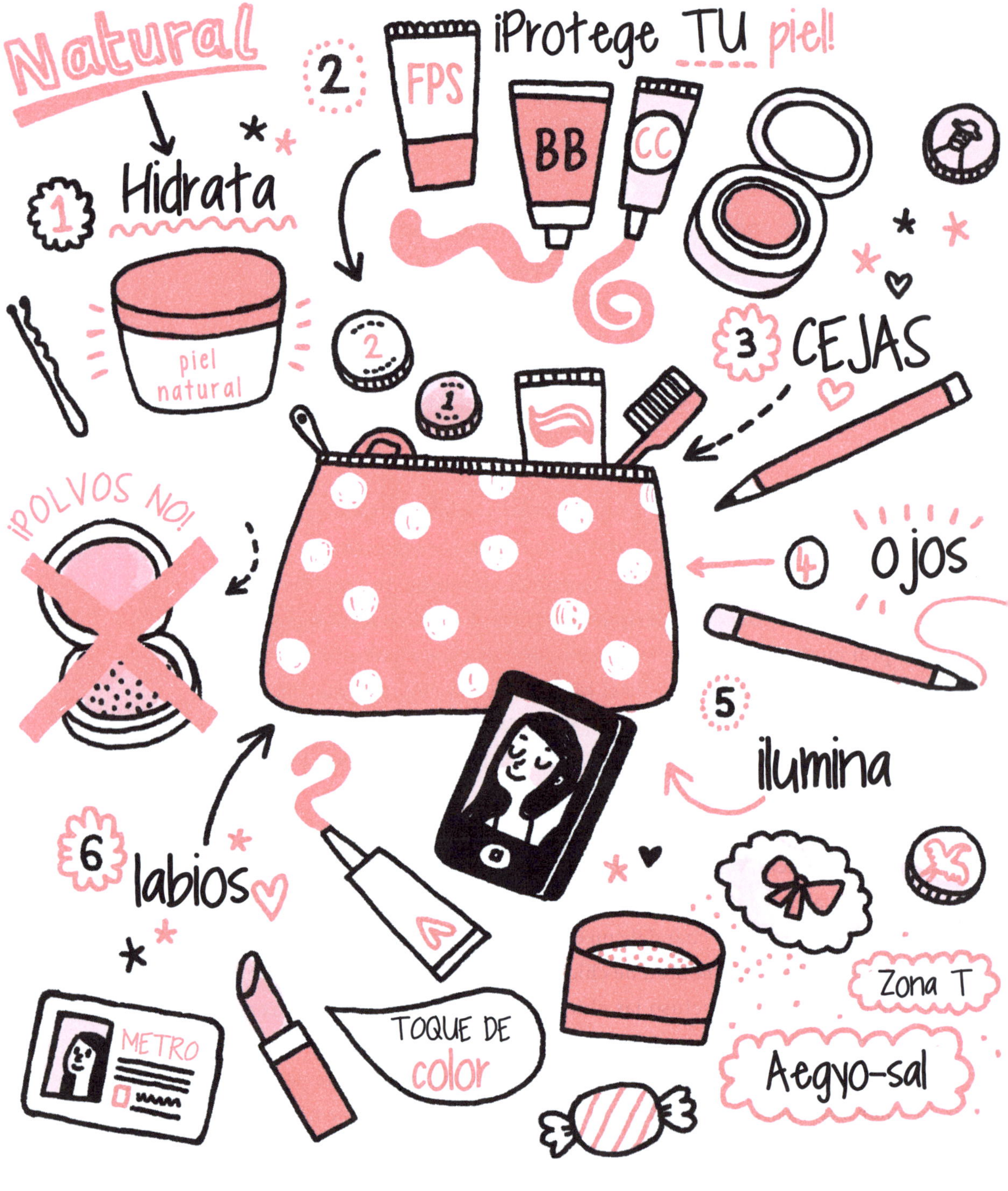
Natural
Hidrata
1
piel natural
2
¡Protege TU piel!
FPS
BB
CC
3 CEJAS
4 ojos
5
ilumina
¡POLVOS NO!
6
labios
METRO
TOQUE DE color
Zona T
Aegyo-sal

9

Muestra tu mejor cara:

moda y maquillaje natural

Cuando me mudé a Corea, lo primero que noté fue que las mujeres siempre iban muy peripuestas. Incluso si solo iban al súper a comprar cuatro cosas, llevaban el pelo, la ropa y los zapatos impecables. O, ya podía nevar, que desde el bus veía a una mujer con tacones caminando con dificultad (bueno, pisando delicadamente) por la nieve para llegar al trabajo. ¿Cómo aguantaría todo el día con los zapatos mojados?

Yo era todo lo contrario. Podía arreglarme ocasionalmente, pero el resto del tiempo, ¿a quién le importaba? En California, entraba al Starbucks alegremente con el cabello desgreñado al estilo «me acabo de levantar» y con el chándal con el que había dormido, y me ponía en la cola detrás de un montón de chicas que prácticamente tenían el mismo aspecto que yo. Incluso las chicas de Los Ángeles y Nueva York no conciben lo de tratar de estar estupendas a todas horas.

Cuando era pequeña, me acuerdo de una impresionante pelea familiar antes de un viaje a Hawái. Mi madre insistía en que mi hermano tenía que cambiarse el chándal y ponerse vaqueros porque «íbamos al aeropuerto». Yo me puse de parte de mi hermano porque yo misma tenía la intención de ponerme chándal y quería estar lo más cómoda posible en ese largo vuelo a las seis de la mañana.

Me parecía un disparate que mi madre quisiera que estuviéramos presentables si básicamente íbamos a acurrucarnos y dormir, pero después de vivir en Corea, llegué a entender que preocuparse por la apariencia era una parte de su tradición. La cultura coreana le da mucha importancia a hacerlo lo mejor posible y ser la mejor versión de uno mismo. Tanto si se trata de la carrera profesional, los estudios o los logros personales, la gente quiere sentir que lo ha dado todo, y es normal que esto se filtre en su aspecto: quieren mostrar su mejor cara. Literalmente.

Además, la cultura coreana se fundamenta en las modas pasajeras y en la moda rápida o *«fast fashion»*. Se te perdona que te pases horas en internet mirando blogs de moda urbana de Seúl, o que te pillen mirando embobada a alguna chica por la calle porque estás intentando memorizar su ropa para poder copiarla luego.

Estar al día de las tendencias es relativamente fácil en Seúl porque cuando llega una moda, absolutamente todo el mundo se une a ella. En comparación con la población de Estados Unidos (319 millones en 2014), Corea es diminuta, con solo 51 millones de habitantes. Sin embargo, más de 10 millones (casi el 20 por ciento de los habitantes del país) viven en Seúl. Esto significa que hay más gente que en la ciudad de Nueva York (8,5 millones), y la población metropolitana de Seúl es la segunda más grande del mundo después de Tokio. La concentración de gente en Seúl permite que reine una cultura notablemente urbana y sofisticada en su conjunto, una cultura constantemente sedienta de la siguiente gran ola. Cuando se desata una nueva moda por un nuevo color de labios o por el peinado de una famosa, resulta evidente que algo pasa, porque allí donde vayas verás a todas las chicas luciéndolo. Cuando la actriz Ko Joon Hee apareció en una serie con un corte de media melena, muchas de mis compañeras de trabajo siguieron su estilo. Incluso me planteé tirarme a la piscina y cortármelo yo también.

Las empresas coreanas también son expertas en localizar productos de moda con rapidez, tanto en el sector de la belleza como en el de la moda. Así, puedes ver algo en una serie famosa o en las pasarelas, y añadir una versión del mismo producto a tu armario, pero mucho más barata, solo uno o dos meses más tarde. Yo odio tener las mismas cosas que tienen los demás, pero cuando las ves tan a menudo, empiezas a experimentar un poco de miedo de perderte algo. Ya lo sé, lo sé, esto no es muy profundo que digamos, pero estoy intentando ser sincera.

Cuando estoy en Nueva York, las prendas con las que me halagan más son todas las compradas en *boutiques* coreanas. Hay hombres italianos que me han dicho galanterías por mis zapatos planos y mujeres en SoHo que me han preguntado dónde me había comprado la chaqueta. Algunos se quedaban de piedra cuando les decía que me lo había comprado en una pequeña tienda de ropa en Seúl, pero aquellos más familiarizados con la moda coreana siempre me respondían con un «¡Claro, debería de habérmelo imaginado!».

Así pues, en Corea se conocen la moda al dedillo y disponen de la ropa más bonita sin precios excesivos. Pero el *fast fashion* tiene sus inconvenientes. El mayor es que muchas tiendas venden ropa de talla única (es decir pequeña), lo cual no es demasiado inclusivo y puede provocar que cualquier persona que no tenga esa talla se sienta totalmente desplazada. Actualmente, Seúl está experimentando una entrada de tiendas extranjeras como Forever 21, H&M y Zara, las cuales están cambiando la mentalidad en cuanto a las tallas, de modo que algunas marcas locales están aumentando su variedad.

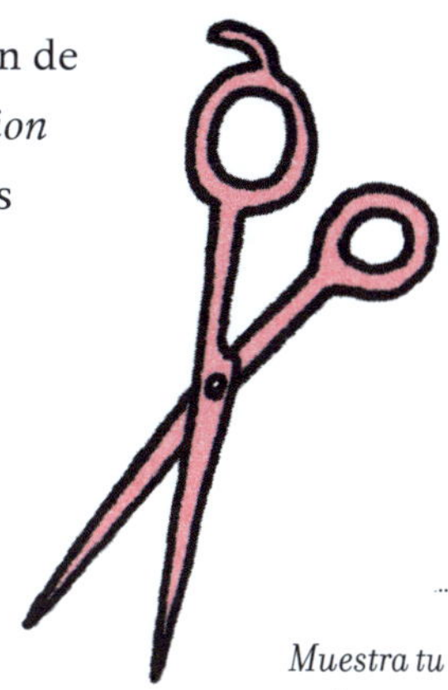

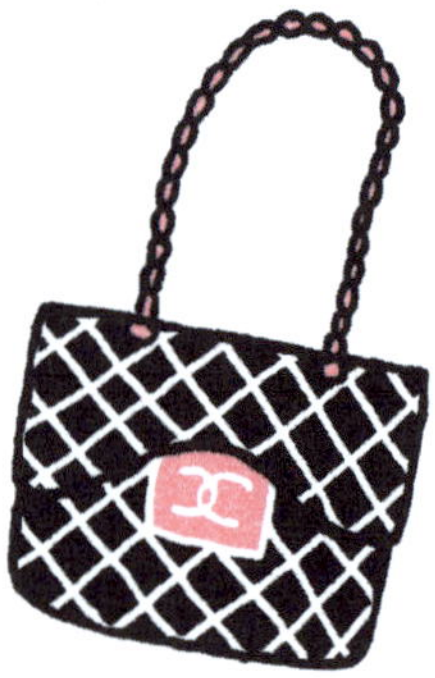

Yo nunca había sido una mercenaria de las marcas antes de ir a Corea, pero unos años después de haber llegado, debí de perder la consciencia un día mientras compraba. Cuando volví en sí, era la propietaria semiorgullosa de un bolso de Chanel (que se me iba totalmente de presupuesto). Mis compañeros de trabajo, sabiendo que antes menospreciaba las marcas de lujo, me hacían bromas constantemente. «Ya eres cien por cien coreana», me decían. Y cuando volví a casa, mi hermana bromeaba diciendo que Corea me había cambiado. Pero no tardé en reconvertirme, y ahora el bolso de Chanel está guardado dentro de una bolsa, acumulando polvo. Así que aunque algunas partes de la cultura coreana se me contagiaron, hay otras que básicamente no se me pegaron, y mi cuenta bancaria me lo agradece bastante.

Un secreto a voces: cirugía plástica en Corea

Quiero abordar el tema de la cirugía plástica en Corea porque, seguramente, ya habrás oído hablar del asunto. Corea tiene la tasa más alta de operaciones de cirugía estética per cápita del mundo. Si algo me revienta es la creencia, popular fuera de Asia, de que los asiáticos se someten a la cirugía estética para parecer más occidentales y menos asiáticos. Yo no me creo que ese sea el único motivo o el factor determinante, sino que creo que la popularidad de la cirugía plástica viene determinada por la presión que ejerce la cultura coreana para esmerarse en alcanzar la perfección.

Todas las culturas valoran el atractivo, pero con una economía creciente, con dinero que gastar y con un entorno sumamente competitivo, a la población coreana le parece necesario invertir dinero en cirugía plástica para seguir dentro del juego. La belleza, del mismo modo que la riqueza o el estatus social, es un privilegio capaz de conceder muchas ventajas a quien lo posea.

Yo, personalmente, no tengo nada en contra de la cirugía plástica. Pero como cualquier tratamiento o procedimiento de belleza, la cirugía plástica se convierte en un problema cuando no se hace con moderación. Por ejemplo, si alguien prioriza los procedimientos cosméticos por encima de su salud, gastándose más de lo que tiene u obsesionándose por cambiar por completo su apariencia, cualquiera de estos signos podría ser un indicador de que esa persona corre el peligro de ir demasiado lejos.

Desde mi punto de vista, es más sano, y mejor, centrar los esfuerzos en aplicar la mentalidad coreana del cuidado facial. El cuidado de la piel no es invasivo y es más económico, y tener la piel limpia y saludable hace que la gente se sienta mejor y tenga mejor aspecto. Y ¡sea ella misma!

Igualdad de género en el cuidado de la piel

Los hombres coreanos son tan meticulosos como las mujeres por lo que respecta al aspecto físico. En muchas ocasiones me he encontrado rodeada de hombres y siendo la única mujer en una peluquería (desde una cara en Cheongdam-dong donde iba a cortarme el pelo y teñirme, hasta una cadena más económica donde me peinaba). Hombres a izquierda y derecha, con las cabezas hundidas en los lavacabezas.

Si alguna vez te has preguntado cómo y por qué los hombres coreanos tienen las mejores melenas, es porque en realidad invierten en ellas mucho tiempo y dinero. Por ejemplo, las permanentes para hombres son bastante populares. Pero antes de que te imagines la era de los rizos de Justin Timberlake cuando estaba en los *NSYNC, piensa que se trata más bien de ondas que dan cuerpo y añaden volumen a melenas que, si no, son extremadamente lisas. Seguramente ni lo notarías a no ser que te fijaras a propósito. En vez de esto, simplemente verás a un tío con una melena maravillosa y pensarás: «Madre mía, ¡qué tiarrón!».

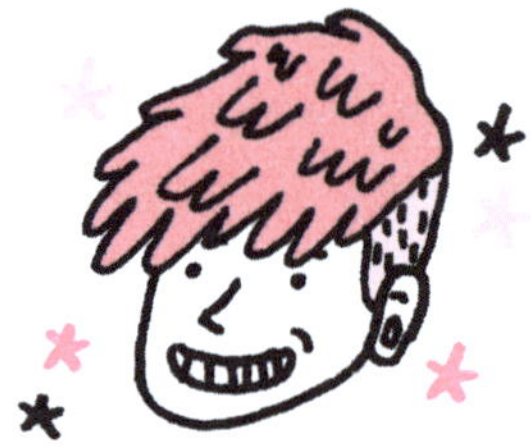

A los hombres coreanos les gustan más los cosméticos y el cuidado facial que a los estadounidenses, y en general, los hombres de Seúl (los que no cantan ni bailan) son muy aficionados al cuidado de la piel. La mayoría de las marcas coreanas tienen líneas masculinas de productos, a menudo muy similares a la línea estándar, pero con pequeñas modificaciones para que el envoltorio y la fragancia del producto sean más atractivos para los hombres. Todos los jóvenes en Corea tienen que hacer el servicio militar obligatoriamente (entre veintiún y veinticuatro meses), y algunas marcas incluso tienen productos destinados especialmente a los militares; piensa en la pintura de camuflaje, pero con protector solar incorporado, y toallitas especiales para quitársela. Las tiendas de cuidado facial colocadas estratégicamente cerca de una base militar están normalmente a reventar y, probablemente, no sean un mal sitio para pasar el rato si eres una chica soltera en busca del amor.

Hellen Choo, la fundadora y directora ejecutiva de Swagger (una línea coreana de cosméticos para hombre) confirmó que a muchos hombres coreanos no les preocupa añadir una BB cream o una hidratante con un toque de color en su rutina para ayudar a unificar su tono de piel, sobre todo antes de eventos importantes como entrevistas de trabajo o citas.

Te presento a tus nuevos iconos de belleza: las auxiliares de vuelo de Korean Air

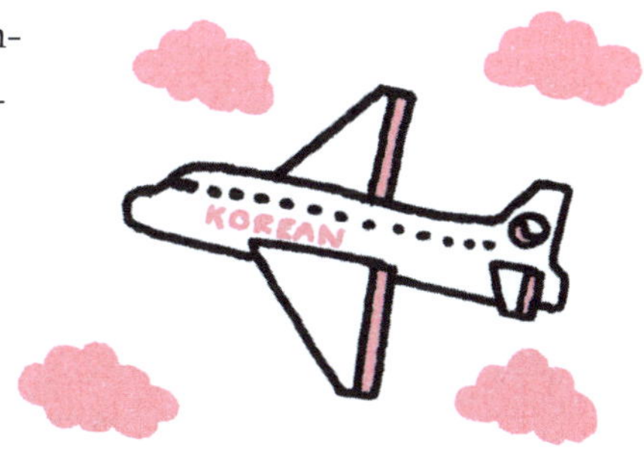

Lo noté por primera vez en mi vuelo con Korean Air de Los Ángeles a Seúl; que conste que no llevaba chándal (las súplicas de mi madre para que sus hijos fueran guapos al aeropuerto finalmente habían calado). Mi vuelo empezó totalmente normal. Avancé por el pasillo buscando mi asiento, esperando encontrar sitio en los compartimientos superiores para dejar mi equipaje de mano y cruzando los dedos para que la persona que se sentara a mi lado no fuera un rarito queriendo estar de cháchara durante trece horas.

¡Bingo! Encontré sitio en los compartimientos superiores y, mientras me esforzaba para subir la maleta, una voz suave y melodiosa me ofreció ayuda. Acepté agradecida y al girarme, me quedé maravillada al instante por la belleza de la mujer que tenía delante, con una sonrisa tranquila y con todos los pelos en su sitio. No solo me quedé de piedra por cómo se las manejaba con mi maleta, como si no pesara nada, sino que su piel de porcelana era absolutamente radiante.

Avancé hasta mi asiento con la boca ligeramente abierta y mirando descaradamente; supongo que la rarita del vuelo era yo. Cuando fui al baño, vi una botella de algo llamado «esencia» al lado del lavabo, y al volver a mi asiento, la mujer sentada a mi lado ya disfrutaba de la gloriosa sensación de una mascarilla facial de un solo uso. «Vaya —pensé—. A mí no me la dan con queso. Aquí está pasando algo.»

La azafata que me había ayudado no era la única que estaba radiante; todos los tripulantes de cabina estaban rotundamente divinos. A causa de su trabajo se pasaban horas y horas en ambientes secos y respirando aire reciclado, así que ¿cómo lo hacían? En los vuelos internos en Estados Unidos, la tripulación siempre tenía un aspecto un poco más demacrado y, con tanto viajar, ¿quién se lo podía reprochar? Pero todo el personal de Korean Air iba impecable; la melena recogida en un moño bajo y apretado con un broche azul (un distintivo de Korean Air); zapatos negros con un tacón grueso y bajo, y una piel suave y perfecta. Y aparte de un tenue tono dc rosa en los labios, parecía como si no llevaran maquillaje; seguro que no llevaban una base aparatosa. Este *look* de «maquillaje natural» parecía espontáneo y a la vez refinado, y distaba mucho del mío en los días que no llevaba maquillaje. Quería conocer todos sus secretos: ¿qué productos de cuidado facial utilizaban?, ¿qué había en sus neceseres de maquillaje? (si hubiera sabido dónde los guardaban, me habría ido a hurtadillas a echar una ojeadita durante el servicio de comidas). Pero ¿eran solo los productos? A lo mejor había algo en el agua...

#Sokosecret: Si tienes que viajar, una buena manera de combatir la baja humedad del avión es rociándote regularmente con un espray facial (*facial mist*), ya que contiene emolientes que te ayudan a mantener la hidratación. Ten en cuenta que los espráis faciales que solo lleven agua te deshidratarán aún más la piel.

Pon en la maleta tu neceser de maquillaje

Pronto descubrí que, aunque las azafatas de Korean Air van a estrictas clases de maquillaje para perfeccionar su aspecto físico y el protocolo, ese *look* de «maquillaje natural» estaba por todas partes en Seúl. Unos meses después, aprendí finalmente cómo recrearlo en mí misma. Hay algunas técnicas sutiles implícitas, pero son fáciles de dominar. He aquí las herramientas básicas para lograrlo (no se precisan chalecos salvavidas ni cinturones de seguridad).

La BB cream

La BB cream es una crema hidratante multifunción que lleva un tinte de color para cubrir imperfecciones. Se creó en Alemania y, originalmente, era una fórmula para hidratar y cubrir las cicatrices posoperatorias, pero las mujeres no tardaron en empezar a descubrir y apreciar sus usos cosméticos (sobre todo las coreanas, ya que estaban decepcionadas con las opciones de maquillaje que había en el mercado).

La base de maquillaje de toda la vida tapaba imperfecciones, pero aquí acababan sus ventajas. A menudo la piel se escamaba y se veía compacta a la vez, y parecía que llevaras una capa de pintura. Para más inri, también te secaba la piel y no era demasiado buena para el cutis; esto no cuadraba en absoluto con la filosofía coreana que pone la piel por delante de todo. Las empresas coreanas de cosméticos hicieron evolucionar el concepto original de BB cream para que cubriera las imperfecciones a la vez que preparara e hidratara la piel, la iluminara, tuviera efectos antienvejecimiento y aportara protección solar.

Ahora, casi todas las empresas de cosméticos (no solo en Corea) han añadido una BB cream a su línea de productos, pero no todas son iguales. Algunas son simplemente bases de maquillaje modificadas, sin ingredientes ni efectos beneficiosos, así que fíjate bien en las etiquetas. Desgraciadamente, no hay mucha variación de tonos en las pieles de la población coreana, así que muchas empresas no ofrecen una gran gama de tonos. Sin embargo, esto está cambiando, y cada vez más compañías con el ojo puesto en el mercado mundial están incrementando su oferta.

Mi elección:

Missha M Perfect Cover BB Cream es el producto que sacó al mercado la marca Missha. Se funde y da un aspecto natural, unifica el tono de piel y crea un acabado perfecto. Y a esto se añade un FPS de 42/PA+++.

Skin79 Super+ Beblesh Balm Triple Functions ha ganado muchos adeptos en el ámbito de la belleza coreana. Para los tonos de piel claros, esta BB ilumina, tiene efecto antienvejecimiento y FPS de 25/PA++.

Klairs Illuminating Supple Blemish Cream es una fórmula ligera, no grasa y con propiedades hidratantes que lleva ácido hialurónico, aloe y FPS 40/PA++.

La CC cream

La CC cream (o crema correctora de color), ofrece los mismos beneficios que una BB, como los efectos antienvejecimiento, la hidratación, la protección solar y la cobertura, pero es un poco más fina, menos densa en consistencia y te da un aspecto más natural. Las CC creams varían dependiendo de la marca, así que puede que este no sea el caso para todas las CC creams del mercado; puedes probar unas cuantas hasta encontrar la que te proporcione los resultados que buscas.

Ahora hay empresas que incluso ofrecen DD creams (es decir, cremas de «defensa diaria») y otras por el estilo, pero no te las tomes en serio a no ser que compruebes lo que hace que la fórmula sea diferente. Para innovar se necesita más que limitarse a recorrer el abecedario, así que a muchas de estas cremas se les ve el plumero. Yo desconfiaría de una futura ZZ cream.

Mi elección:

Banila Co. It Radiant CC Cream se integra perfectamente para hidratar, acondicionar, cubrir y proteger tu piel (FPS 30 PA++ de amplio espectro). Te deja un cutis radiante y brillante que te durará todo el día.

Banila Co. It Radiant CC Melting Foundation es una CC hidratante a la par que una base de maquillaje con FPS 32/PA++. Es espesa cuando se aplica, pero acaba siendo ligera y mate.

El maquillaje fluido en esponja

El maquillaje fluido en esponja (*cushion compact*) es una versión mejorada del formato y la forma de aplicación de una BB cream. La fórmula mantiene todas las propiedades de la BB cream (cobertura, efectos antienvejecimiento, iluminación, hidratación y protección solar), pero la aplicación y los utensilios utilizados en el maquillaje fluido en esponja te permiten una aplicación muy fina y natural. Desarrollado en 2007 por investigadores de AmorePacific, el maquillaje fluido en esponja resolvió muchos problemas de maquillaje de golpe: era fácil de llevar, más ligero que el maquillaje compacto y no se secaba como los polvos. Hoy en día, se estima que en Corea se vende un *IOPE Air Cushion XP* (el original) cada seis segundos, y resulta fácil ver el por qué: simplemente es una pasada.

El maquillaje fluido en esponja está especialmente diseñado para no secarse (incluso si a veces te descuidas y te lo dejas abierto, como me pasa a mí), y la esponja está pensada para no absorber el maquillaje, de forma que quede más para tu piel. Es increíblemente fácil y rápido de aplicar (das golpecitos con la esponja a la base de maquillaje y luego te das toquecitos con la esponja en la piel), y de retocar durante el día, al no tratarse de una crema densa. El maquillaje en sí es ligero y suele llevar un FPS de 30 o superior. Además, te da brillo; y de eso se trata, ¿no?

Mi elección:

IOPE Air Cushion XP es el primer maquillaje fluido en esponja (¡del mundo!), el original. Su refrescante fórmula contiene FPS 50+/PA+++ y puedes aplicarlo al principio de tu rutina de maquillaje, así como a lo largo del día para lograr una piel brillante, hidratada y perfecta.

AmorePacific Color Control Cushion Compact también te proporciona un cutis perfecto y luminoso. Su ingrediente antioxidante superestrella, el té verde, ilumina e hidrata, y el producto lleva un FPS 50+ de amplio espectro.

Banila Co. VV Bouncing Cushion cubre totalmente las imperfecciones, las líneas de expresión y los tonos de piel irregulares sin ser un maquillaje compacto. Tiene un acabado sedoso y mate, y lleva un FPS de 50+/PA+++. La fórmula se aplica utilizando un sistema propio de la marca, el Mega Sistema de Bombeo, que expele el producto cuando presionas el compacto con la esponja.

¿Buscas algo que cubra más? Prueba estas bases de maquillaje.

Son & Park Skin Fit Foundation es un enfoque innovador en bases porque viene en forma de barra y ¡lleva esencia en el centro de la fórmula! Además, lleva FPS 45/PA++.

Son & Park Air Chou Foundation es cremosa cuando la aplicas y tiene un acabado mate y natural. Su ligera cobertura te deja la piel brillante y suave durante todo el día. Recomendada para pieles mixtas a grasas.

El delineador de ojos

Los coreanos están obsesionados con tener los ojos muy brillantes, e incluso algunas chicas llevan lentillas Big Eyes («ojos-grandes»), que agrandan el iris hasta proporciones casi propias del *anime*. Pero lo más fácil y cómodo para el día a día es el delineador (*eyeliner*). Los hay en frascos de gel, en formato pluma, líquidos y en formato lápiz, y casi siempre son negros o marrones. Y más que hacerse un delineado de ojos de gato, o trazarse una línea demasiado densa en el párpado inferior, se suelen hacer una línea sutil que resigue la forma natural de los ojos.

Mi elección:

Clio Waterproof Pen Liner ha conseguido ser el santo grial de los delineadores. El aplicador con punta de pincel te permite trazar una línea precisa que dura todo el día y toda la noche. Es fácil de desmaquillar con un aceite limpiador o un desmaquillador.

Clio Gelpresso Pencil Gel Liner es un delineador versátil, duradero, brillante y cremoso que se desliza sin ningún esfuerzo.

Clio Gel Liner and Brow Pot es un dúo que combina un cremoso delineador de ojos en gel y polvo para las cejas, y que dura todo el día. Viene en un formato muy práctico con una función en cada punta.

El lápiz de cejas

Toda la vida he tenido las cejas pequeñas, gruesas y rizadas, igual que las de mi padre. Él parece que tenga dos mariposas monarca en la frente a punto de salir del capullo (lo siento, papá, ¡te quiero!). Desde que tengo uso de razón, he tenido que darles forma y estirarlas, y normalmente no salgo de casa sin perfilármelas.

En el instituto parecía que me las hubiera pintado con rotulador, porque intentaba constantemente imitar los finos arcos que veía en las famosas. Pero en Corea, las mujeres evitaban depilarse demasiado las cejas y darles formas muy marcadas, y preferían centrarse en realzar su forma natural. Además, las cejas gruesas y pobladas te pueden dar un aspecto más joven, mientras que los arcos dibujados pueden añadirle años a tu rostro.

He aprendido que el truco para las cejas es asegurarme de que no les doy la forma que está de moda, sino una forma que realmente encaje con mi rostro y con mis ojos. Las tendencias de maquillaje vienen y van, pero no son tan cíclicas como la moda, y requieren más personalización para acertar.

Mi elección:

Lioele Artist Eyebrow Pencil es un dos en uno, con un lápiz retráctil y un pincel para las cejas que te ayuda a rellenarlas para conseguir un aspecto natural y completo.

Innisfree Eco Design Eyebrow Pencil es lo último en lápices de cejas, y nunca tendrás que sacarle punta. Gira el cuerpo del lápiz y aparecerá la punta angulosa que te permitirá remodelar y definir las cejas de forma natural.

The Faceshop Lovely ME:EX Design My Eyebrow es otro lápiz de cejas que también saca punta al girarlo y tiene un robusto cepillo perfilador en el otro extremo para quitar las líneas demasiado fuertes y lograr una ceja natural y poblada.

El tinte de labios

Las actrices de las series coreanas consiguen iniciar tendencias de belleza que se difundan como un fuego incontrolado. En algunos casos, estas tendencias llegan al mundo entero y ni siquiera giran en torno a productos de marcas coreanas. «Mi amor de las estrellas» fue una serie coreana extremadamente popular sobre una estrella de verdad (es decir, que cayó del cielo y ahora vive en la Tierra) que se enamora de una chica famosa, encarnada por la actriz Jeon Ji Hyun. Llevaba un determinado color de pintalabios de IOPE, y se agotaron las existencias en todo el mundo después de emitirse el episodio. En pocos días, los únicos que quedaban podían comprarse en eBay a precios desorbitados (¡no gracias!).

Las chicas coreanas también tienden a evitar los labios gruesos y prefieren los tintes y colorantes. Unos labios vívidos (tanto si te los has pintado con mucho cuidado como si parece que hubieras chupado una piruleta rosa) hacen que tu piel limpia y pura se vea aún más radiante.

#Sokosecret: Aplicar el color de labios en el centro (como en la técnica de labios con efecto degradado) es muy popular porque atrae la mirada a la parte más carnosa de los labios y te hace parecer más joven.

Mi elección:

Son & Park Air Tint Lip Cube es un tinte vibrante y cremoso con un acabado mate.

3CE Water Tint potencia el color natural de tus labios con un tinte rico en pigmentos y crea una capa hidratante para retener la humedad.

Son & Park Lip Crayon es una alegre fusión entre pintalabios y tinte de labios.

Tony Moly Petite Bunny Gloss Bar es un brillo con un ligero tinte, sabor afrutado y mucha hidratación. Además, el envoltorio tiene orejitas de conejo.

El iluminador

No, no es como los rotuladores fluorescentes amarillos, sino una sombra perlada en polvo, o una crema reluciente y nacarada que captura la luz. Un iluminador le añade dimensión a la cara y ayuda a crear ese brillo perfecto. Sí, es cierto, quieres lograr un brillo perfecto de forma natural, pero también puedes realzarlo con un poco de iluminador.

Aunque las coreanas utilizan la técnica del *contouring* para hacer que se les vea la mandíbula, y la cara en conjunto, más pequeña, es exagerado. Las sombras pueden dar un aspecto demasiado recargado y hacernos volver a la generación de nuestras madres, lo cual, amigas, no es el objetivo. En vez de esto, un poco de iluminador nos ayuda a atraer las miradas a las partes de la cara que, de forma natural, son más delgadas, así como a las áreas que quieran resaltarse.

Así que, para empezar, aplica con toquecitos el iluminador en las zonas donde te da el sol de manera natural, como la parte superior de las mejillas, el puente de la nariz, la barbilla y la frente, y luego, un poco por debajo de los ojos. Ya lo sé, puede que pienses: «¿Debajo de los ojos? Hum, ni de coña voy a resaltarme las ojeras». Pero escúchame, los coreanos tienen un término, *aegyo-sal*, para esas adorables «bolsitas» que aparecen debajo de los ojos cuando sonríes. Un poquito de iluminador debajo de los ojos no solo los ilumina, sino que también te ayuda a parecer más alegre y radiante, incluso cuando estás de mala leche.

Así que la próxima vez que tu jefe te pida que trabajes un sábado, discúlpate un momento, llévate el iluminador al baño y luego, cuando estés de vuelva, di: «¡Claro, ningún problema!». Aunque tú no sonrías, tus ojos lo harán por ti.

Mi elección:

Son & Park Highlighter Cube te prepara la cara para tener un aspecto brillante y fresco. Es tornasolado, con toques de coral que, de manera natural, te harán la piel más luminosa.

Etude House Dear Girls Big Eyes Maker es un iluminador de un suave tono rosa champán que se utiliza para resaltar la línea inferior de los ojos, así como la zona del lagrimal, y lograr un *look* radiante y juvenil.

3CE Highlight Beam es un cremoso iluminador, genial para resaltar las mejillas, el arco superciliar, la nariz, e incluso el cuello y los hombros.

El cepillo de dientes (y no, no es para las cejas)

En Corea, la higiene bucal no es algo que se limite a la mañana y la noche. En las oficinas, como en la consulta de un médico o incluso en mi oficina, en Samsung, hay hileras de cepillos de dientes en el baño, y todo el personal va entrando después de comer para lavarse los dientes. Es normal encontrar gente lavándose los dientes en los servicios públicos de una escuela o de un centro comercial. Y si hay alguien que no tenga un pequeño cepillo y pasta de dientes en el neceser, no tardarás mucho en encontrárselo en cualquier otra parte. Incluso puede que esté en el portalápices encima de su mesa. Al fin y al cabo, todas queremos tener bien los dientes para combinarlos con nuestros labios perfectos de color rosa, y así lograr una bonita y encantadora sonrisa.

Las técnicas

Déjame ser franca: el *look* de «maquillaje natural» no implica necesariamente que te pongas menos maquillaje (¿estáis suspirando aliviadas, adictas a la belleza?). Simplemente denota que utilizas productos y técnicas diferentes, y que tu *look* final no va acompañado de una flecha gigante con luces de neón que lleva escrita la palabra *MAQUILLAJE*. Aquí se juega a ser sutil.

Además, no todos los productos ni todas las técnicas le funcionan a todo el mundo. Puede que pienses que pintarte los labios de un color brillante no va a quedarte bien o que tus cejas no necesitan ningún retoque; ¡genial! Porque tu cara es tan únicamente tuya que tú misma serás la experta de tu propio *look*. Puede que tengas que pasar por un proceso de prueba y error hasta llegar a lo que te guste más, pero ese proceso será divertido. Aquí van algunos truquillos para descubrir lo que te queda bien.

1. *Todo empieza con la piel.*

Tu piel, y no una BB cream, es la verdadera base de este *look*. ¿Te acuerdas de esa rutina de cuidado facial tan completa y personalizable de la que no he parado de hablar hasta ahora? Pues aquí entra en juego. Se empieza así porque la piel debe estar bien preparada e hidratada antes de que te pase por la cabeza añadirle nada más. El maquillaje tiende a ser cada vez más natural, incluso en la alta costura. Así que la importancia de tener una buena piel no desaparecerá pronto.

2. *Luego viene una base sana.*

Después de haberte puesto la crema hidratante, protégete la piel con protector solar. Luego aplícate con toquecitos la BB cream, la CC cream o el maquillaje fluido en esponja (que, seguramente, también llevará FPS).

Cuando utilizo el maquillaje fluido en esponja, empiezo por el centro de la cara (la nariz) y sigo en dirección al contorno porque así el exterior queda lo más natural posible y evito una línea visible donde termina el maquillaje. Todas hemos visto a mujeres que tienen la cara de diferente color que el cuello, y ¡esto no debería pasarte a ti!

En cuanto a la crema, no dudes en utilizar las puntas de los dedos, o un pincel o esponja de maquillaje. La aplicación será la misma: empieza por el centro, ve expandiéndola hacia la parte exterior del rostro y camufla bien los bordes.

3. *Perfílate las cejas, no te las dibujes.*

Para las morenas, lo habitual es elegir un lápiz de un tono más claro que el color natural del pelo. Si eres rubia o tienes el pelo claro, haz lo contrario y elige un color un tono más oscuro.

Rellena las zonas menos pobladas, con menos pelo, desde donde empiezan las cejas, alineadas con los bordes de la nariz (por el interior), hasta donde se reducen y acaban. Para encontrar el punto final ideal, imagina que hay una línea diagonal que va desde la parte inferior de tu nariz hasta el rabillo del ojo y luego sigue hasta el nacimiento del pelo de la ceja. Termínala allí.

4. Todo se refleja en los ojos.

Resérvate el concepto «ahumado» para las barbacoas, porque no entra en este *look*. Los ojos ahumados son lo contrario de la belleza discreta, y nuestro objetivo es que todo sea lo más natural posible y limitarnos a realzar la forma de los ojos. Si quieres que tus ojos parezcan más redondos, puedes hacerte la raya por todo el borde del párpado superior, pero puedes empezar en el medio o más hacia el extremo exterior si quieres darle una forma alargada. Pinta una fina línea y no la difumines.

Está claro que las pestañas largas y frondosas son bienvenidas. Y ¿por qué no unas extensiones de pestañas? En Seúl, ponérselas es algo común para que los ojos parezcan más exuberantes, evitando el rizador de pestañas y el rímel. Yo me las he puesto varias veces, y son geniales sobre todo para sesiones fotográficas o eventos. ¡Incluso he oído hablar de mujeres que se las ponen justo antes de dar a luz para esconder un poco la cara de fatiga en las fotos de la sala de partos!

5. Les toca el turno a las mejillas.

En vez de dibujar una sonrisa gigante y ponerte colorete en la parte superior de las mejillas (como siempre nos habían dicho que hiciéramos) para que parezca que te estás sonrojando, coge tu reluciente iluminador y deslízalo por los pómulos, la nariz y la frente. Básicamente, esta es tu zona T, además de la zona donde te da el sol de forma natural. Es posible que te emociones un poco con el iluminador y termines pareciendo una perla, así que utilízalo con moderación. La sutilidad es la clave. Ponte también un poco en el rabillo de los ojos, así como en la parte inferior de los ojos, en la zona ya mencionada antes con el nombre de *aegyo-sal*.

6. Los labios son el centro de este look.

Si son brillantes y vívidos, logran un buen contraste y resaltan realmente tu preciosa piel. Este toque de color va bien en todas las estaciones, ya sea invierno o verano. Puedes pintártelos cuidadosamente por dentro de tu contorno de labios natural o simplemente darte unos toquecitos de color en el centro de los labios, para que parezca que te acabas de comer una piruleta de fresa. Me encanta lo fácil de conseguir que es. La mejor herramienta para hacerlo es tu propio dedo, una técnica con la que resulta difícil fastidiarla. La mayoría de las adolescentes ni se toma la molestia de difuminarlo. Simplemente se dan un toque para dejar un punto en el centro de los labios y lo dan por finalizado. Este *look* grita a voces «soy demasiado guay como para perder el tiempo con un espejo» y es un símbolo de juventud en una revolución del maquillaje.

7. Este paso no es un paso.

El truco está en saltarse... los polvos. En la cultura de la belleza coreana, los polvos se han convertido principalmente en algo del pasado. A no ser que tengan una piel extremadamente grasa y necesiten polvos para absorber un poco de sebo, la mayoría de las coreanas ni se toma la molestia. Un *look* recargado y mate es la antítesis del aspecto fresco y perfecto que estamos buscando (evidentemente, no debemos confundirlo con un *look* grasiento).

8. Vístete para impresionar.

Ahora que parece que «te hayas despertado así», vístete para impresionar en esa *sogaeting* (cita a ciegas). Antes de que las aplicaciones de citas se hicieran populares, la gente se llenaba los fines de semana de citas que les habían organizado amigos mutuos. Y si ya se arreglaban para hacer encargos, ten por seguro que hacían todo eso y más para gustar a sus futuras parejas.

HISTORIAS DE LA PIEL: Son Dae Sik

DIRECTOR EJECUTIVO DE SON & PARK Y MAQUILLADOR OFICIAL DE LA ACTRIZ Y MODELO JEON JI HYUN

Creo que el cuidado facial es la parte más importante de la rutina de maquillaje. Sin la preparación necesaria, el estado de tu piel puede llegar a echar a perder el maquillaje que te pongas. Yo me limpio la cara, y luego me la tonifico y exfolio con la *Beauty Water* de Son & Park para asegurarme de que los poros están totalmente limpios. A continuación me pongo el sérum. Por último, me masajeo la piel con una crema hidratante ligera de tres a cinco minutos. El hecho de masajearme reduce la hinchazón y ayuda a que los ingredientes hidratantes penetren en la piel.

El *look* de maquillaje natural es el no va más en Corea actualmente, y esto implica usar un maquillaje ligero y natural para realzar sutilmente los rasgos faciales. En teoría, es una técnica fácil, pero, de hecho, es una de las más difíciles de aplicar bien.

Aunque depende de la ropa y del peinado que lleve, Jeon Ji Hyun prefiere un maquillaje más ligero. Tengo que decir que a ella le encaja más el *look* de maquillaje natural, así que me abstengo de utilizar demasiados colores y solo empleo sutiles técnicas de *contouring* para realzar sus rasgos. Para la serie «Mi amor de las estrellas», me centré en crear un *look* puro y perfecto con un toque de color en los labios. Ella confía en mí ciegamente porque sabe que siempre me aseguro de que tenga un aspecto simplemente perfecto.

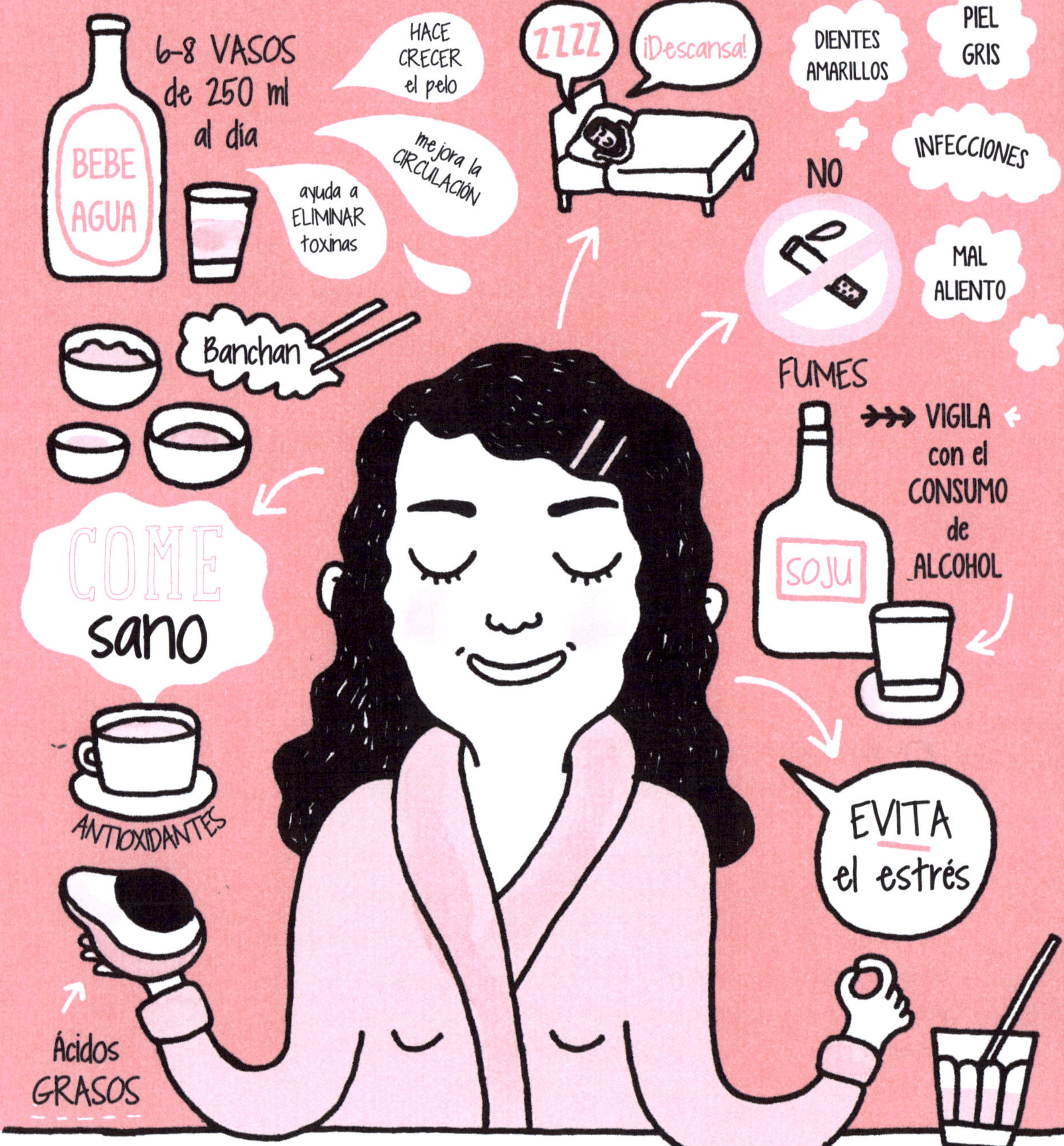
BEBE AGUA
6-8 VASOS de 250 ml al día
HACE CRECER el pelo
mejora la CIRCULACIÓN
ayuda a ELIMINAR toxinas
ZZZZ
¡Descansa!
DIENTES AMARILLOS
PIEL GRIS
INFECCIONES
NO
MAL ALIENTO
FUMES
Banchan
VIGILA con el CONSUMO de ALCOHOL
SOJU
COME sano
ANTIOXIDANTES
EVITA el estrés
Ácidos GRASOS

10

La belleza coreana con pelos y señales:

cómo tu estilo de vida te afecta la piel

En muchos sentidos, cuando me mudé a Seúl, no tenía ni idea de lo que me esperaba. Sin embargo, si había algo que no me preocupaba era comer hasta reventar. Esto pasaría sí o sí, y me alegraba.

Aunque crecí en Los Ángeles, si quería comer barbacoa coreana, *bibimbap* o ingentes cantidades de *kimchi*, los restaurantes coreanos locales no te decepcionaban. Yo siempre había disfrutado de la cocina coreana de pequeña, y encontrar las versiones auténticas de mis platos preferidos ocupaba una posición muy alta en mi lista de cosas que hacer en Seúl.

Pero por mucho control que tuviera de las comidas y los palillos, me daba cuenta de que aún me quedaban nuevas sutilezas que aprender. Por ejemplo, el *banchan* no era solamente un aperitivo y mucho menos una decoración para la mesa, me explicaban mis tíos. Más bien podría

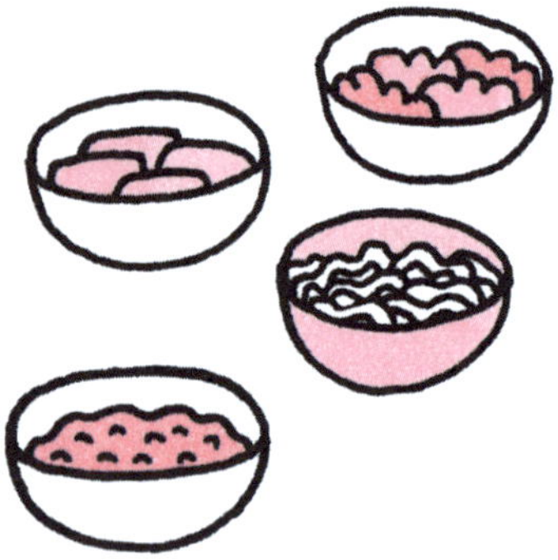

llegar a echar a perder el plato principal. Decían que el *banchan* era tan importante para la harmonía del plato en su conjunto que si un restaurante especializado en sopa de rabo de buey no servía un buen *kimchi* y *kkakdugi* (rábano picante) como acompañamiento, el restaurante no duraría mucho.

Como todos los *banchan* no se preparaban igual, pronto desarrollé el paladar para distinguir cuando un *banchan* era la bomba y cuando era mediocre. Además, a diferencia de la salsa de espinacas y nata, o de la flor de cebolla frita, podías atiborrarte de *banchan* sin sentir ni una pizca de culpa. Solamente ingerías montones de verduras frescas y fermentadas, una parte esencial de la cultura coreana centrada en la salud.

#Sokosecret: Muchos coreanos creen que las comidas fermentadas, como el *kimchi*, son ricas en bacterias beneficiosas, potentes antioxidantes y enzimas que favorecen la digestión y estimulan el sistema inmunitario.

Pero los efectos saludables de mi nuevo estilo de vida coreano no se limitaban a las guarniciones. Cuando trabajaba en Samsung, mis compañeros de trabajo me invitaban a pasear con ellos por un camino con bonitos paisajes que serpenteaba cerca de nuestra oficina. Al principio, interpretaba estas ofertas como gestos románticos, pero luego me di cuenta de que casi todo el mundo en la empresa se iba en parejas o grupos pequeños para quemar la comida andando.

Con el yoga, las caminatas (en las que se andaba en serio y la gente iba equipada de pies a cabeza como un profesional, a diferencia de Los Ángeles, donde subías una cuesta en chanclas) o el comer bien, parecía que los coreanos se tomaban su bienestar general tan en serio como el cuidado facial.

Estaba claro que, aunque no todo en la cultura coreana era sumamente saludable (como las sesiones en que se bebía soju hasta la madrugada, o el gran consumo de tripa de cerdo), mucha gente, independientemente de su edad o sexo, hacía un gran esfuerzo para estar al tanto de lo que era bueno para ella y adoptaba medidas para invertir en su cuerpo y cuidarlo. Esta dieta no era una moda pasajera, ya que la gente parecía entender y aceptar que no vería los frutos de lo que estaba haciendo hasta dentro de veinte o treinta años. A la porra la satisfacción inmediata... pero merecerá la pena.

R-E-S-P-E-T-A tu cuerpo

La verdad fundamental es que no puedes respetar tu piel y destrozarte el cuerpo, y aun así esperar estar radiante. Ya he dicho antes que el cuidado facial es más profundo, y ahora lo volveré a repetir. Aquí tienes algunos consejos de salud general que a la vez pueden tener un gran impacto en tu piel.

Bebe mucha agua

Tu cuerpo contiene aproximadamente un 60 por ciento de agua, así que parece lógico que las autoridades sanitarias recomienden beber entre seis y ocho vasos de 250 ml al día (dependiendo de la cantidad de deporte que hagas). Esto hace que tu sistema inmunitario se mantenga en plena forma. Es difícil encontrar un cutis sano en un cuerpo poco saludable.

El agua también se relaciona con la circulación sanguínea, que nos ayuda a mantener la piel radiante y fresca. Pero no sobrestimes los beneficios de beber agua. Lo he escuchado miles de veces: «¡Bebo tanta agua que no entiendo por qué mi piel está siempre tan deshidratada!». Mira, lo último que hace el agua es filtrarse en la piel. Dicho de otro modo, el agua que bebes irá primero a los riñones, a los pulmones, al corazón y al resto de los órganos. No conseguirás tener una piel hidratada y tersa de repente porque hayas bebido un montón de agua; el cuerpo no tiene un funcionamiento tan sencillo. Conseguirás los mejores resultados si bebes suficiente agua y, además, te hidratas la piel por vía tópica con humectantes que retengan la hidratación en la piel.

Come bien

Tu piel será un reflejo de lo que comas. Seguir una dieta equilibrada es la manera ideal de mantener un cuerpo saludable y, a su vez, esto se verá reflejado en el exterior. Así que come menos de esas cosas que terminan en -os (Cheetos, Doritos, Haribos) y come más yogures, verdura, pescado, fruta, cereales integrales y proteína magra.

Pero al igual que sucede con el agua, los alimentos no mejoran la piel de forma inmediata. ¿Deberías comer aguacate o beber té verde por el bien de tu piel? Claro, los ácidos grasos y los antioxidantes son magníficas fuentes de nutrientes para todo el organismo. Como ocurre con el agua, todos los nutrientes que ingieras a partir de los alimentos se distribuirán primero por los órganos vitales y luego irán a la piel. Pero en mi libro (y recuerda que ¡este es mi libro!), esta es una razón de más para comer bien, para que tu mente y cuerpo (piel incluida) se sientan bien nutridos y en un estado óptimo.

Duerme mucho

Adelante, quédate fuera de combate: dormir es una de las mejores cosas que puedes hacer por tu piel. A mí a veces me faltan horas de sueño entre dirigir Soko Glam, escribir este libro y ver maratones de la serie televisiva «Running Man» (¡no lo puedo evitar! ¿Has visto el programa?). Cuando no duermo lo'suficiente, mi cuerpo no tarda ni un segundo en hacerme saber que me he portado mal con él. No me lo noto demasiado durante el día, pero recibo muchos comentarios del estilo:

«Tía, se te ve cansada». Pero aparte de estar grogui y no ser tan divertida cuando acusas falta de sueño, las consecuencias en la piel van desde ojos hinchados u ojeras hasta incluso más acné.

¿Por qué dormir entre siete y ocho horas profundamente es fundamental para la salud de tu piel? Porque mientras descansas, tu cuerpo se regenera. Mientras duermes, la sangre fluye hacia la piel (en vez de hacia el interior del organismo, como hace mientras uno está despierto) y le aporta oxígeno. Además, durante las horas de sueño, las moléculas de aminoácidos generan más colágeno y se drenan los líquidos y las toxinas.

Ahora puede que estés pensando en los ojos hinchados, a los que la mayoría de nosotros hemos tenido que enfrentarnos después de pasar una noche de juerga o de tirarnos toda la noche llorando por el trabajo, los estudios o el novio. Así que ¿qué provoca que los ojos se hinchen? Y, más importante aún, ¿cómo hacemos que desaparezca la hinchazón?

Aunque en parte puede ser algo hereditario (dale las gracias a tus padres), muchos de nosotros notamos una hinchazón debajo de los ojos después de una noche agitada. Cuando no dormimos lo suficiente, o no dormimos bien, el exceso de líquido que se encuentra cerca de la piel no se transporta a la vejiga para ser expulsado, sino que se queda en la cara. En la zona que hay justo debajo de los ojos hay menos grasa, así que la retención de agua es más evidente, y las ojeras son el resultado de la falta de circulación sanguínea hacia la piel.

La falta de sueño también debilita la barrera cutánea (el sistema inmunitario que bloquea la entrada a las bacterias perjudiciales y otras sustancias desconocidas). Esto desemboca en problemas cutáneos como el eccema y la aceleración de los signos de la edad.

Reduce el estrés

Oh, estrés. Muchos de nosotros hemos pasado por esto: te da un achaque raro, el médico te pone el termómetro, te examina a fondo y, finalmente, dice: «Es estrés. Tienes que reducir el estrés». Y entonces te quedas allí sentado pensando que no puede ser.

Pero tu médico tiene razón; el estrés es algo que todos tenemos que aprender a controlar. Puede tener un impacto significativo en tu estado de salud general, y en la piel se revela en forma de erupciones y envejecimiento prematuro.

He aquí una explicación de la manera como el estrés afecta al cuerpo: el estrés (incluyendo traumas, dolores, enfermedades o simplemente situaciones del día a día) provoca que tu organismo libere hormonas como la adrenalina y el cortisol, que en principio te dan más energía y te ayudan a lidiar con cualquier situación estresante que tengas entre manos. Sin embargo, mantener unas concentraciones altas de estas hormonas durante un período prolongado debilita la barrera epidérmica, lo cual empeora la situación existente o hace que no nos curemos tan rápido como siempre. Cuando aumentan las concentraciones de cortisol, las glándulas sebáceas producen más aceite. Por eso, cuando ya estás estresado intentando lucir tu mejor facha (justo antes de una cita con un chico guapo, o cuando te enteras de que va a llover el día de tu boda y la has planeado en el exterior), un enorme grano decide hacer acto de presencia en tu nariz.

¿Quieres pruebas? No hace falta ir más lejos; fíjate en los presidentes. Mis amigos (y mi marido) se burlan de mí constantemente por estar encaprichada con el presidente Obama. Pero después de haber estado siete años en el poder, parece que Obama haya envejecido veinte años; puedes verle canas, arrugas profundas y una piel más flácida y amarillenta. Aunque siga pensando que es el presidente más guapo de la historia de Estados Unidos, queda demostrado que el estrés le puede pasar factura a la piel. Puede que Obama no tenga la oportunidad de relajarse, pero está claro que debería intentarlo en la medida de lo posible.

La sorprendente parte positiva de un tabú cultural

Cuando estás en un país completamente diferente al tuyo, al otro lado del planeta, estás destinado a encontrarte con diferentes mentalidades y maneras de vivir la vida; es decir, tienes un choque cultural. Es como lo de usar un bidé para limpiarte el trasero. Primero te parece asqueroso si eres una novata, pero después de unos agradables chorritos de agua caliente, te asquea haber vivido toda la vida sin uno.

En muchos aspectos, Corea es un país más conservador que Estados Unidos. Si te enganchas a una serie romántica coreana, tendrás que esperarte *muuuuuuucho* tiempo antes de que los protagonistas se besen. Después de algunos episodios, empiezas a emocionarte ¡cuando parece que van a darse la mano! Las relaciones prematrimoniales y lo de vivir con tu novio aún son enormes tabús sociales, aunque resulte evidente que se hace. Teniendo a mis padres coreanos en California, pensé que no pasaba nada por vivir con Dave en Seúl, pero un día me llamó mi padre y ¡me dijo que venía a visitarme! ¡Yupi!... pero a la vez ¡mierda!

Entré en modo pánico. Alquilé un piso amueblado para un mes, y Dave y yo cargamos todo el coche de cosas mías y las llevamos del piso que compartíamos a mi falso nuevo estudio. Justo antes de que mi padre llegara, me llamó desde el aeropuerto de Los Ángeles para decirme que ya había facturado y que el vuelo saldría puntual.

—Ah, y Charlotte —dijo antes de colgar—, tu madre quiere que me asegure de que no has alquilado un piso falso para que no supiéramos que estás viviendo con tu novio.

—No, claro que no —dije, riendo—. ¿Por qué haría algo así?

Habiendo firmado ya el contrato de alquiler para un mes, no tuve más opción que afrontarlo con descaro y hacer ver que mis padres no sabían exactamente lo que estaba tramando. Y deja que te diga que con las cosas que caben en un coche no se llena mucho un piso cuando todo está colocado. Cuando mi tía vino a visitarnos a mi padre y a mí en el piso, le echó un vistazo y dijo: «¿Dónde tienes todas tus cosas?», mientras mi padre y yo nos quedábamos sentados, sonriendo, evitando ligeramente una confrontación a causa del choque de culturas.

Aunque mis padres conseguían sorprenderme, me quedé igual de sorprendida con Corea en general. Después de haber aceptado el trabajo en Samsung y de dar el preaviso, mi jefe estadounidense me dijo que me preparara y que fuera con cuidado, ya que podía ser que mis opiniones no se tomaran en consideración solo por ser mujer. Dejé que sus comentarios me entraran por una oreja y me salieran por la otra, hasta que recibí mi contrato de trabajo de Samsung. La letra pequeña decía que si alguna vez tenía un hijo, ¡tendría que volver a la oficina tres días después del parto!

«¡Madre mía! —pensé—. ¡Intentan librarse de ti en cuanto eres madre!» A lo mejor mi jefe tenía razón y estaba retrocediendo en el tiempo, a los años cincuenta, donde solo podía servir café todo el día, sin importar qué título tuviera. Pero tenía veintidós años y me sentía a años luz de que me pudiera afectar cualquier cláusula de embarazo, así que firmé.

Resultó que el contrato tenía un error, y que había una baja de maternidad de tres meses con la posibilidad de prolongarla si era necesario. Además, mis opiniones tenían mucho valor y me recompensaban muy bien por ellas. En mi segundo año en Samsung hacía viajes de negocios al extranjero con el vicepresidente Hong Sung Il y el director ejecutivo Park Ki Seok para asistir a reuniones exclusivas que yo misma dirigía y proponía. A los veinticuatro recibí un bonus especial de la empresa; a los veinticinco tomaba decisiones de contratación de gente y organizaba eventos que movían un millón de dólares, y a los veintiséis dirigía el equipo internacional de relaciones públicas. Poco después de irme de Seúl en 2013, Corea eligió por primera vez a una presidenta.

Aunque mi antiguo jefe estaba equivocado en varios aspectos, las mujeres en Corea aún tenían que enfrentarse a algunos tabús culturales persistentes. Uno de ellos era el tabaco. Nadie movía ni un pelo si un hombre sacaba el paquete de tabaco, pero sin duda se consideraba algo inapropiado en una mujer. Cuando pasaba por delante de cafeterías o bares, veía a un pelotón de hombres coreanos bebiendo café y fumando con una enorme nube de humo encima. No había ni una mujer a la vista. Después de unos años en Corea, incluso yo estaba condicionada y miraba dos veces si encontraba una mujer encendiendo un cigarrillo en público. Está claro que las mujeres seguían fumando, pero discretamente. En los baños de las discotecas tenías que luchar para llegar al espejo, sorteando a grupos de mujeres que fumaban un cigarrillo tras otro de forma segura lejos de las miradas públicas.

Cuando rescato una escena sexy en la que aparece un cigarrillo (gracias, películas de Wong Kar Wai), puedo entender por qué fumar puede resultar tan atractivo. He fumado muchas veces en la vida (incluyendo algunas ocasiones con mis compañeros de trabajo en Corea para traspasar los límites a propósito), pero nunca se ha convertido en un hábito. Y doy gracias a Dios.

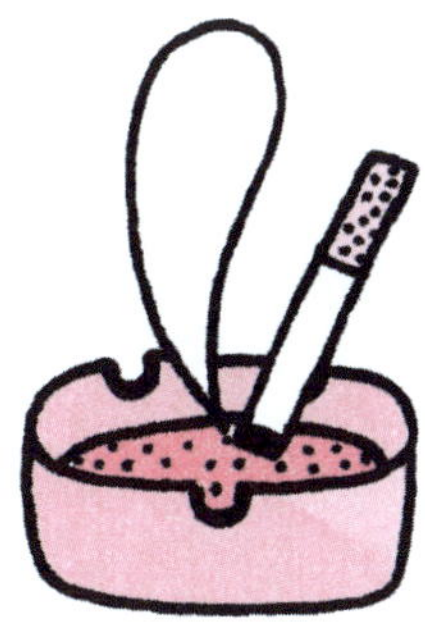

Ahora que me he sumergido de pleno en el cuidado de la piel, estoy aún más agradecida de que mis rebeldes devaneos nunca me llevaran a engancharme, y me ha pasado por la cabeza que este tabú tan sexista en torno al tabaco ha ayudado sin querer a las coreanas para que evitaran la trampa de fumar, ya que se trata de una de las peores cosas que le puedes hacer a la piel.

Deja que te lo ilustre. Cuando das una calada, el humo entra en el organismo y en el flujo sanguíneo y, en el proceso, afecta a casi todos los órganos corporales. El humo pasa por las vías respiratorias, o bronquios, y causa inflamación y tos. Te vuelves vulnerable a padecer posibles infecciones bronquiales, un cáncer de pulmón o un enfisema en tu sistema respiratorio, a sufrir gingivitis y a que se te pudran los dientes. El tabaco te mancha los dientes de color amarillo y te provoca mal aliento. La nicotina te aumenta la presión arterial y hace que se te coagule la sangre, lo cual da lugar a la aparición de depósitos de colesterol en las paredes arteriales. El aumento de las secreciones de ácido estomacal provoca ardor de estómago y úlceras, y excretas en la orina agentes cancerígenos procedentes del tabaco, lo cual puede provocar un cáncer de vejiga y daños en el riñón.

Ahí te dejo todo eso. Ahora hablemos de la piel. Fumar reduce la cantidad de oxígeno en la sangre, y como la piel es el último órgano en recibir sangre, la reducción de oxígeno deja a las células de la piel a pan y agua, y en consecuencia se extinguen. La regeneración celular es un proceso lento, ya que las células se mueren en vez de regenerarse, y esto provoca un envejecimiento prematuro. Los radicales libres procedentes del humo de los cigarrillos también dañan las células y provocan la ruptura de proteínas. Con una menor circulación sanguínea hacia la piel, esta está menos nutrida y, en consecuencia, la piel puede mostrar tonos amarillentos y apagados. También puede afectar a su textura y suavidad. Además, las heridas se curan más lentamente y te expones a un alto riesgo de cáncer de piel.

Ahogar las penas es perjudicial para la piel

Los tabús suelen venir con una nota de hipocresía, y en Corea pasa como en todo el mundo. Aunque fumar es un tabú para las mujeres, beberse de un trago el licor nacional (soju) de la «botella verde» no lo es. La botella verde es una parte muy importante de la cultura coreana. Vendido sin reparos en cualquier tienda por cuatro duros, el soju ha situado a Corea en la lista de naciones que más cantidad de bebidas destiladas beben, una media de 13,7 chupitos por semana, ¡el doble que Rusia!

Las mujeres más famosas de Corea, normalmente actrices, son a menudo modelos representantes de soju, e incluso las botellas llevan sus caras. La botella verde es un recurso muy utilizado en películas y series. Después de un desengaño amoroso u otras adversidades similares, un actor relata sus problemas mientras, de forma dramática, se va bebiendo chupitos, ya sea a solas o con amigos en un *pocha*, un bar exterior cubierto con lonas, consolidado como el lugar adonde la gente va a emborracharse a más no poder. Cuando vuelven a casa dando tumbos o a trabajar a la mañana siguiente, todo el mundo hace la vista gorda educadamente.

El alcohol es mi vicio, así que cuando estuve en Seúl, le saqué el máximo partido a mi estancia. Me encantan el soju y el vino, y siento especial debilidad por el soju mezclado con zumo de sandía. Pero por muy divertido que sea beber (con moderación), el alcohol le pasa factura al cuerpo y hace que los vasos sanguíneos se dilaten y se ensanchen, lo cual permite que pase más sangre hacia tu piel. Aunque esto suene genial, es lo que hace que te sonrojes cuando bebes, y los vasos sanguíneos dilatados pueden hacer que se rompan capilares y que quede el cutis permanentemente enrojecido. Un alto consumo de alcohol también deshidrata la piel, lo cual aumenta la aparición de líneas de expresión. Si alguna vez te has mirado al espejo con resaca, habrás pensado: «Jo, tío, ¡he envejecido cinco años en una noche de borrachera!». Zas.

Dado que es demasiado pedir que dejes el alcohol, aquí hay algunas maneras de disminuir el impacto de tu consumo. Una medida preventiva es asegurarte de hidratarte la piel antes de beber. Otra es optar por cerveza o vino (mejores alternativas que los licores), y acordarte de ir bebiendo sorbos de agua mientras tomas alcohol, para mantener la hidratación. Después de una noche bebiendo, tu piel te agradecerá que te relajes con una mascarilla facial de un solo uso enfriada o con una mascarilla de noche con vitaminas y humectantes para tener un chute de antioxidantes y de hidratación.

Boricha: ¡a beber!

Si entras en cualquier casa coreana, verás *boricha* en la nevera al lado de un montón de *banchan* en recipientes trasparentes. El *boricha* es un té de cebada tostada con sabor a nuez, repleto de antioxidantes, que se sirve frío durante los meses de verano y caliente en invierno. Estoy convencida de que la dieta contribuye a tener un mejor cuerpo y una mejor piel. Pondría la mano en el fuego a que no hay estudios científicos que puedan conectar los conceptos, pero la fórmula de «verduritas sin parar + té antioxidante sin cafeína = ¿mejor salud?» a mí me parece razonable.

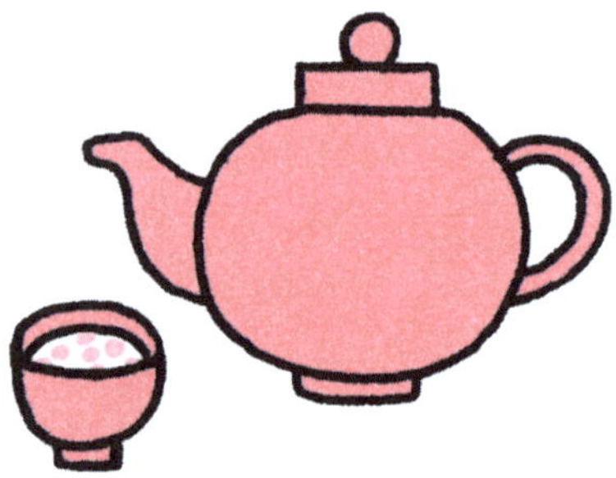

Para preparar *boricha* puedes comprar granos sueltos de cebada y hervirlos en una cazuela durante unos minutos. Luego dejas que la mezcla se enfríe y la pones en una jarra. También puedes comprar bolsitas de té de cebada, sumergirlas en la jarra y dejarlas infusionar durante veinte minutos antes de tirarlas.

El té, aunque algunas de sus variedades contengan cafeína, también es bueno para la piel, especialmente el té verde. Está repleto de antioxidantes y tiene también efectos anticancerígenos, tanto si te lo bebes como si te lo aplicas por vía tópica. El té verde puede ayudar a prevenir la descomposición del colágeno y hacer que los rayos UV no te dañen la piel, lo cual lo ha convertido en un ingrediente extraordinariamente popular en el cuidado de la piel.

Así que en lo que respecta al té, bébetelo todo y úntate con él. Y deja el soju en su sitio.

PÍDETE ESTO: Mis diez platos coreanos preferidos

1. *Kimchi*. Una col picante preparada con pimiento, ajo, jengibre y cebolleta. Es un *banchan* fermentado, presente en casi todas las comidas. Se dice que aporta una gran cantidad de beneficios para la salud porque está repleto de antioxidantes y es probiótico.

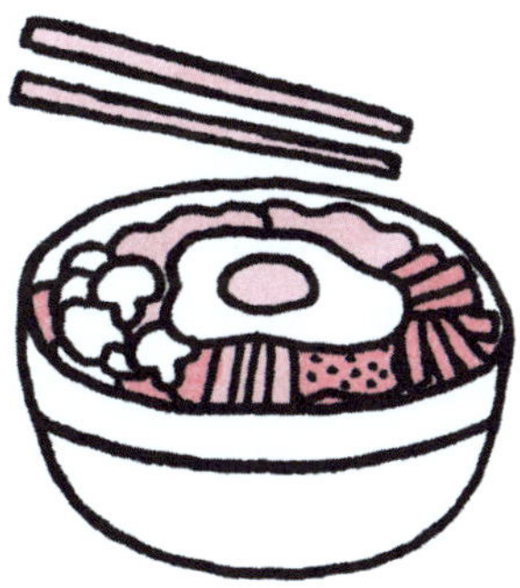

2. *Bibimbap*. Un plato saludable y lleno de color, con arroz y un surtido de verduras frescas (zanahorias cortadas en juliana, verduras de raíz y espinacas, entre otras), todo ello cubierto con un huevo frito o con la yema líquida. Mezcla los ingredientes y añade una pizca de aceite de sésamo y pasta de pimiento rojo para probar. Si estás en un vuelo de Korean Air y sirven *bibimbap*, no lo puedes rechazar.
3. *Haemul Pajeon*. Este plato, similar a las tortitas, se sirve cortado en tiras y untado en salsa de soja. Se prepara con una mezcla

de huevo y harina combinada con una variedad de verduras, como cebolletas y *kimchi*, y de marisco, como almejas, calamares y ostras. A menudo se combina con el delicioso *makgeolli*, un vino dulce de arroz.

4. *Mul Naengmyun*. Aunque la expresión «fideos fríos» no te entusiasme, este plato no lo puedes pasar por alto. Imagínate unos fideos de trigo sarraceno en un caldo frío de ternera cubierto con lonchas de pepino, pera nashi y huevo duro, todo ello condimentado con vinagre y *gyeoja* (una mostaza picante). Normalmente se sirve en verano, después de haber comido generosas porciones de barbacoa coreana.
5. *Samgyetang*. Tradicionalmente se disfruta el día más caluroso del año, para «combatir el calor con calor». El *samgyetang* es un pollo joven entero estofado con ginseng, ajo, arroz y cebollino, que se sirve muy caliente. Se considera que comer este plato tres veces al año te aporta beneficios óptimos para la salud.
6. *Gamjatang*. Este estofado suele llevar hojas de perilla, que le aportan gran parte de su delicioso y rico sabor. Tiene una base de patatas y lomo de cerdo. Este plato es casi más exquisito cuando te comes las sobras y le añades arroz y verduras a la reducción de sopa para preparar un arroz frito de rechupete.
7. *Tteokguk*. Es una sopa con caldo de ternera aderezada con trozos de huevo frito, carne prensada y algas. Normalmente se come en Año Nuevo y se sirve con largas tiras ovaladas de tortas de arroz, que simbolizan una vida larga y saludable.
8. *Samgyupsal*. Lo que todos hemos estado esperando, la barbacoa coreana. Largas tiras de cerdo envueltas en hojas de lechuga junto con rodajas de ajo a la parrilla, *kimchi*, pasta de soja y otros *banchan*. Las mejores barbacoas coreanas se asan sobre las brasas y no con gas, y a menudo se combinan con soju.
9. *Tteokbokki*. Un plato que logra ser dulce y picante a la vez. El

tteokbokki son tortitas de arroz cortadas a tiras, ahogadas en pasta de pimiento rojo y cebollino. Es un plato bastante económico que es preferible comer en los puestos callejeros, acompañado de un vaso de sopa de pastel de pescado (llamada *oden*).

10. *Patbingsoo*. ¡Llegó la hora del postre! El *patbingsoo* es crujiente y dulce, y está hecho con virutas de hielo y normalmente cubierto de leche condensada, judías rojas dulces (*pat*) y trocitos de pastel de arroz (*tteok*). Encontrarás muchas variaciones de este postre con fruta y helado en cafeterías y restaurantes.

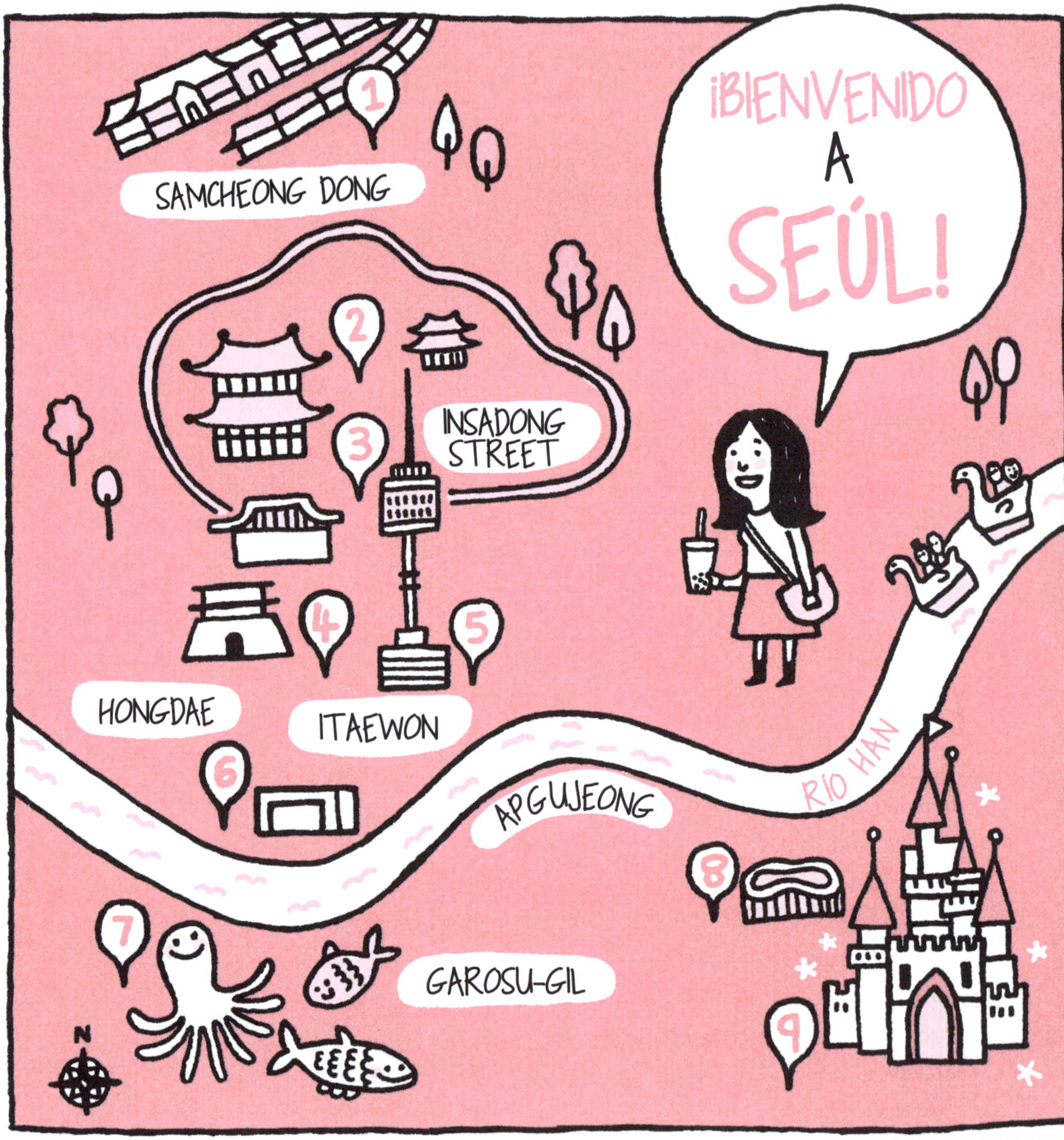

1. ALDEA DE BUKCHON HANOK
2. PALACIO GYEONGBOKGUNG
3. PALACIO DEOKSUGUNG
4. PUERTA DE NAMDAEMUN
5. TORRE NAMSAN
6. MUSEO NACIONAL DE COREA
7. LONJA DE PESCADO DE NORYANGJIN
8. ESTADIO OLÍMPICO DE SEÚL
9. LOTTE WORLD

11

Mi corazón en Seúl:

dónde comer, beber, comprar y embellecer

¡Fíjate tú!

Seguramente nunca te hubieras imaginado llegar tan lejos en un libro de cuidado facial, así que ¡bravo!

A estas alturas espero que hayas llegado a entender por qué está tan de moda el tema de la piel en Corea, y también espero que esta mentalidad te haya motivado a comprender tu propia piel, a aprender cosas sobre ella y a cuidártela con el mismo grado de entusiasmo.

Y aunque este ya sea el final del libro, está claro que no es el final de tu educación sobre el cuidado de la piel. Siempre habrá más que investigar, nuevos ingredientes que conocer y nuevos inventos que probar, pero es genial la sensación de ser un experto en tu propia piel y esforzarte para conseguir que esté lo más sana posible.

No existe una piel perfecta, pero tanto si la tienes menos escamosa, con menos erupciones o se ve un poco más radiante que cuando empezaste, bueno, todo esto son victorias que celebrar.

No es ningún secreto que Seúl es un sitio muy especial para mí, y que Corea es, en general, un país por el que siento un amor incondicional. Mis padres se fueron de Corea sin la intención de volver, pero creo que estaba destinada a toparme con esta cultura, encontrar mi vocación y aprovechar para aprender allí acerca del cuidado de la piel y de la cultura de la belleza. Gracias a este libro he tenido la oportunidad de seguir conociendo Corea, y espero haber conseguido compartir contigo cuánto significa para mí. Puede que incluso te haya despertado el ansia de viajar y explorar la belleza en persona... Ya te imagino, paseando por las calles de Seúl, ¡con las manos cargadas de bolsas llenas de mascarillas faciales de un solo uso!

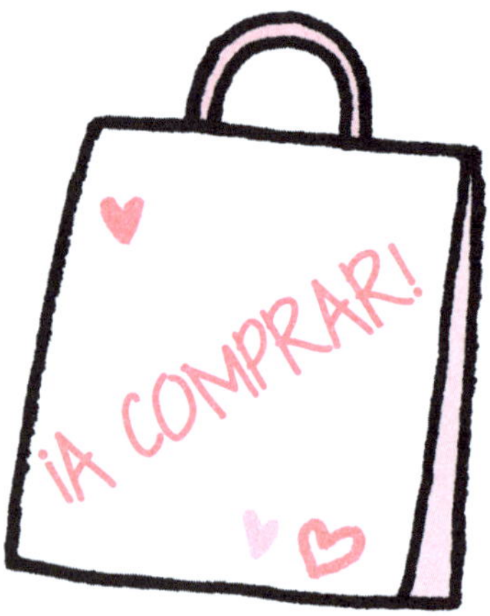

A decir verdad, vivir en Seúl no era una de las cosas que quería hacer antes de morir. De hecho había planeado dar el gran paso y mudarme a Nueva York (donde vivo ahora) justo después de la universidad, pero la suerte, el azar y el destino me desviaron y me llevaron a Seúl. Estaba lejísimos de California, pero una vez allí, no tardé demasiado en darme cuenta de que nunca me había sentido tan en casa. Ese «alto en el camino» duró media década, y de esos cinco años surgió mi pasión por el cuidado facial y la oportunidad de convertirme en una emprendedora, y en la persona que soy ahora.

Quiero compartir mi pasión por Seúl porque sé que no es de los destinos más codiciados por los turistas. Muchos solo conocen la ciudad por haber hecho escala de camino a otros lugares asiáticos como Bangkok o Pekín. Pero es mucho más que un aeropuerto impresionante (porque, créeme, el aeropuerto es realmente impresionante).

Creo que Seúl es el secreto mejor guardado de Asia, un secreto que debe compartirse. Me encanta Estados Unidos y me considero muy privilegiada de haber crecido con lo mejor de ambos mundos, pero pienso realmente que no hay otro lugar como Corea, por su gente, su comida, sus tiendas, su vida nocturna, su cultura, su energía, sus servicios y su historia. En Seúl, el ritmo de vida va a todo gas, y me gusta tanto lo que la ciudad es ahora como lo que se está esforzando por llegar a ser.

Espero que mi amor por Corea te haya motivado a vivir en tus carnes esta experiencia algún día. De hecho, me gustaría tanto que me he avanzado ¡y te he elaborado un itinerario! Venga, ¡nunca se está lo suficientemente preparado!

Aquí va mi miniguía de Seúl, todo lo que debes saber sobre dónde comprar y comer, y lo que haría yo si solo tuviera setenta y dos horas. Considérame una amiga que está encantadísima de enseñarte la ciudad. Seúl se mueve a gran velocidad, y las tiendas y los restaurantes cambian constantemente, así que cuando planees el viaje (¡yupi!), utiliza este capítulo como guía, pero échale un vistazo a *SokoGlam.com* para consultar las últimas actualizaciones (en inglés).

xo– charlotte

Barrios que hay que conocer

Myeong-dong (명동)

Este legendario paseo contiene más tiendas de belleza de las que puedas llegarte a imaginar. Si te pones en medio de un cruce, verás tiendas de belleza mires donde mires. Fuera de las tiendas, los embajadores de las marcas te reparten muestras para atraerte, y una vez que estás dentro, están al pie del cañón para contestarte todas las preguntas de belleza que tengas, y ¡en varios idiomas! Yo me reservaría tres o cuatro horas para explorar todas las tiendas de belleza. Normalmente me llevo un bolso extragrande o una mochila (aunque desearía tener un par de brazos más) para llevarme a casa todo lo que me haya comprado. Es genial porque mientras estás de compras, puedes salir a tomar el aire y picotear alguna cosita de los vendedores de comida que están repartidos por la calle principal. No te olvides de probar el huevo en canasta y, si te atreves, los calamares fritos.

Hay varios grandes almacenes (como Lotte y Shinsegae, por mencionar un par que son muy conocidos) a poca distancia a pie desde la calle central de Myeong-dong, que te pueden saciar la sed de marcas de belleza coreana de calidad suprema. En la mayoría de los grandes almacenes, puedes encontrarlas apiñadas al lado de las marcas de belleza internacional, en la planta baja.

Cómo llegar: estación de Myeong-dong (명동역), línea 4, salida 6, o estación Euljiro 1-ga (을지로입구역), línea 2, salida 6.

Garosu-gil (가로수길)

Significa «calle bordeada de árboles» y es una zona de moda llena de tiendas, cafeterías y restaurantes. Mi tienda favorita aquí es Jaju, que vende artículos del hogar del estilo de Anthropologie, pero a un precio menor. También está Aland, con una colección de etiquetas de diseñadores de moda *indie*; te sorprenderás de lo asequible que es todo (pero no te quedes en shock con el tamaño mínimo de la ropa en Corea, ya que es frustrante). ¡También hay una tienda de Su:m37 aquí! Desgraciadamente, las principales marcas de moda rápida están empezando a tomar el control en esta franja de terreno y las tiendas más grandes de la zona son Forever 21 y H&M.

Aquí no pasarás hambre ni tendrás mono de cafeína porque abundan las opciones para tomar café y pastas, al haber cafeterías en cada esquina. Mi preferida es Bloom and Goûté, donde sirven almuerzos todo el día y venden flores, así que tiene un aspecto precioso y huele genial. Me encanta explorar nuevas cafeterías, y cuando estoy en Seúl, cojo el portátil y cada semana elijo una distinta para ir a trabajar.

En este barrio también me encontrarás almorzando con un grupo de amigas, y no dudes que intentaré ir vestida de primera cuando salga por Garosu-gil. Es impresionante cómo se observa la gente entre sí, y aquí verás a los seguidores de moda más modernos del mundo.

Cómo llegar: estación de Sinsa (신사역), línea 3, salida 8 (diez minutos a pie).

Hongdae (홍대)

Hongdae es conocido por su gentío joven y artístico, y su animada vida nocturna, lo cual es un efecto colateral de la cercana Universidad de Hongik, una de las universidades más populares de Corea. Aquí se agrupan muchas tiendas de marcas de belleza, y ¡hay montones de salones de uñas con precios asequibles! Si lo que te apetece es ir a comprar ropa, Stylenanda (*en.stylenanda.com*) es una de mis tiendas preferidas. Sin embargo, Hongdae cobra realmente vida por las noches, cuando la gente llena las calles yendo y viniendo de sus muchos bares y discotecas. Es un sitio ideal para beber soju y comer *anju*, una palabra que designa los tentempiés servidos con bebidas alcohólicas, pero aún mejores de lo que te imaginas. De hecho, en muchos sitios no te dejan pedir alcohol sin *anju*, así que tómatelo como si estuvieran cuidando de ti.

Cómo llegar: estación de la Universidad de Hongik (홍대입구역), línea 2, salida 9, o estación de Sangsu (상수역), línea 6, salida 1.

Itaewon (이태원)

Dave y yo hemos pasado muchas noches en Itaewon, ya que se encuentra justo al lado de la base del ejército estadounidense donde él estaba. Al principio se conocía principalmente por su atractivo para los militares estadounidenses y para una gran comunidad de expatriados, pero ahora lo disfrutan por igual tanto los coreanos como los no coreanos. Tiene una animada vida nocturna, con muchos restaurantes internacionales y numerosos callejones pequeños y serpenteantes que acogen bares eclécticos y cafeterías. Si quieres comida no coreana como los tacos (Vatos Urban Tacos, *vatoskorea.com*) o sándwiches de carne de cerdo desmenuzada (Linus' Bama Style Barbecue), seguramente los encontrarás allí y no te decepcionarán. Ven los viernes y sábados por la noche (y los domingos muy temprano), y me encontrarás.

Durante el día, estaré en mi zapatería preferida, Chaussure Lapin (*chaussurelapin.com*), donde te hacen zapatos a medida si les das una semanita. Chicos, si vais a Hamilton Shirts (*hs76.com*), podéis adquirir camisas y trajes a medida a muy buen precio, en solo una semana.

Cómo llegar: estación de Itaewon (이태원역), línea 6, cualquier salida.

Samcheong-dong (삼청동)

Este barrio es el cruce perfecto entre lo nuevo y lo antiguo. Hay montones de cafeterías donde también puedes comer dulces, galerías de arte y tiendas que explorar, todas escondidas en callecitas curvas, y en edificios y casas de arquitectura tradicional. Parece como si siempre hubiera una nueva tienda o restaurante que descubrir en Samcheong-dong, así que no hay dos visitas iguales a este lugar. Me encanta pasearme por aquí los tranquilos domingos por la mañana. Hay algunos *mat jibs* populares donde sirven comidas caseras tradicionales de Corea como el *tteokbokki* (tortita de arroz picante), y solo está a diez minutos a pie del distrito de las artes, Insa-dong, donde hay muchos salones de té tradicionales e, incluso, más galerías de arte. Insa-dong es demasiado turístico para mi gusto, así que no me paso mucho tiempo allí. Pero si es tu primera vez en Seúl, sin duda vale la pena que te pasees por este lugar.

Cómo llegar a Samcheong-dong: estación de Anguk (안국역), línea 3, salida 1.

Cómo llegar a Insa-dong: estación de Anguk (안국역), línea 3, salida 6.

Mercado de Gwangjang (광장시장)

El mercado de Gwangjang es uno de los mercados al aire libre más antiguos de Corea del Sur, y cuando me apetece vivir algo más tradicional, no hay nada mejor que ir allí y devorar comida casera tradicional de Corea. Allí también puedes comprar ropa de cama preciosa, e incluso vestidos tradicionales.

Podrías pensar que un mercado nocturno como este está infestado de turistas, pero la mayoría es gente de la ciudad, lo cual hace que aún me guste más. Los tenderetes de comida al aire libre abren a las nueve de la mañana y no cierran hasta las once de la noche. Si eres un amante de la buena comida como yo y te gusta descubrir las ciudades a base de comer, ven a probar la tortita de frijol mungo (*bindaetteok*, 빈대떡), el filete tártaro (*yukhoe*, 육회) o los rollitos de arroz con algas (*kimbap*, 김밥). Estos últimos son tan adictivos que a menudo se les llama *crack kimbap*, en alusión a la droga.

Cómo llegar: estación de Jongno 5-ga (종로5가역), línea 1, salida 8, o estación de Euljiro 4-ga (을지로4가역), línea 2 y línea 5, salida 4.

Ya has encontrado el restaurante. Y ¿ahora qué? Cómo pedir

Sentarse en un restaurante en Seúl puede resultar un poco agobiante si no hablas el idioma, pero una vez que le pillas el truco y sabes cómo pedir, no me sorprendería que el servicio coreano fuera tan bueno que te arruinara el resto de experiencias a la hora de comer fuera en otros países.

#Sokosecret: Una manera educada de dirigirte a las camareras es llamándolas *unni*, que significa «hermana mayor», o *emo*, que significa «tía», sin importar si eres mayor o menor que ella. Para los hombres, el estándar *yeogiyo* es suficiente.

Cuando te sientes, busca un botón en la esquina de la mesa. Cuando ya sepas qué vas a pedir, púlsalo para avisar a un camarero o camarera. La mayoría de los restaurantes coreanos tradicionales tienen este botón, y es mucho más eficiente que intentar llamar la atención de alguien para que te atienda. Si no hay botón, no dudes en llamar al camarero, diciendo alto y en un tono decidido: «*Yeogi-*

yo!», que significa «lo siento, necesito que me atendáis»; ¡es normal llamarles así!

Para lo imprescindible ¡no necesitas el camarero! La mayoría de cubiertos, jarras de agua, servilletas y vasos ya estarán en la mesa (o bien guardados dentro del cajón de la mesa, así que comprueba si están allí en vez de estar a la vista). Distribuye los cubiertos a todos los comensales para que se los coloquen encima de las servilletas, y sírveles agua.

#Sokosecret: Solo te aviso: si te pones solo tus cubiertos y te sirves agua solo en tu vaso se considerará una práctica bastante egoísta, así que siempre, siempre sirve a los demás antes de servirte a ti.

Durante las comidas se muestra mucho respeto. No empieces a comer hasta que empiece la persona más mayor de la mesa. Además, cuando te den algo (un chupito de soju o incluso un vaso de agua), acostúmbrate a recibirlo con las dos manos. Parece una tontería, pero dice mucho de ti que muestres esta sencilla señal de respeto.

Cuando quieras pagar, busca la cuenta por encima de la mesa (seguramente ya estará todo sumado y a punto para que la lleves al mostrador de la entrada del restaurante). Pagar al salir es súper eficiente y evita los viajes al camarero. Además, es muy probable que haya un espejo al salir, lo cual es muy práctico para comprobar rápidamente que no se te haya quedado ningún resto de comida entre los dientes (lo ves, ¡los restaurantes coreanos piensan de verdad en todo!).

A pesar del admirable y rapidísimo servicio (a veces, en las barbacoas, un camarero se queda al lado de tu mesa, cortando la carne y asándola durante casi toda la comida, aunque, si te ves capaz, puedes hacerlo tú), ¡no hace falta dejar ni un poquito de propina! Cuando pagas con tarjeta, no tienes ni la opción de dejar propina. Y si lo haces, puede que te persigan para decirte que has dejado demasiado dinero en la mesa. Dicho esto, yo siempre le doy propina a todo el mundo, desde mi peluquera hasta los taxistas, y aunque normalmente se sorprenden, siempre lo agradecen mucho.

Consejos para ir de compras

- Sáltate las marcas de lujo o cualquier cosa que puedas comprar en tu país. Corea carga un impuesto a los productos de lujo, así que te resultará más caro comprarlo aquí. La mayoría de estas marcas de lujo se encuentran en los mayores grandes almacenes de Corea, pero yo de ti no dejaría de echar un vistazo a los grandes almacenes Hyundai porque hay mucho más de lo que encontrarías normalmente en unos grandes almacenes occidentales. Tiene una fascinante zona de restaurantes y una sección de repostería, e incluso un supermercado de lujo dentro. Además, como ya he dicho antes, puedes comprar muchos más productos de belleza de marcas coreanas de prestigio como Sulwhasoo y O HUI.
- Lleva dinero en efectivo para poder cambiarlo por la moneda coreana, el won (KRW), en el aeropuerto. La mayoría de los cajeros no te dejarán sacar dinero de una tarjeta de crédito o débito. Y necesitarás dinero en efectivo para todos los comerciantes tan sensacionales que hay por la calle vendiendo de todo, desde lo último (y lo más bonito) en fundas para el móvil, hasta accesorios para el pelo o calcetines. ¿Se llega alguna vez a tener suficientes calcetines bonitos? No, ¡nunca! Muchas tiendas hacen descuentos del 5 al 10 por ciento si pagas en efectivo. Además, ¡que no te dé miedo regatear! No es nada raro que los vendedo-

res bajen mil o dos mil wones (entre 0,70 y 1,5 euros) del precio inicial.

- Si quieres moda hecha estrictamente en Corea, hay centros comerciales de moda como Doota y Migliore en Dongdaemun. Aunque Corea sea famosa por su distrito de la moda en Dongdaemun, sobre todo por su mercado nocturno, que abre a las nueve de la noche, deja que te advierta que no es tan barato como puedas imaginar. A veces es mejor ir de compras cerca de las universidades femeninas como la Universidad de Mujeres Ewha, donde encontrarás ropa coreana a un precio asequible. Como en Corea la ropa se distribuye a muchos comerciantes, puede que encuentres un vestido exactamente igual en Garosu-gil (pero a un precio más alto).

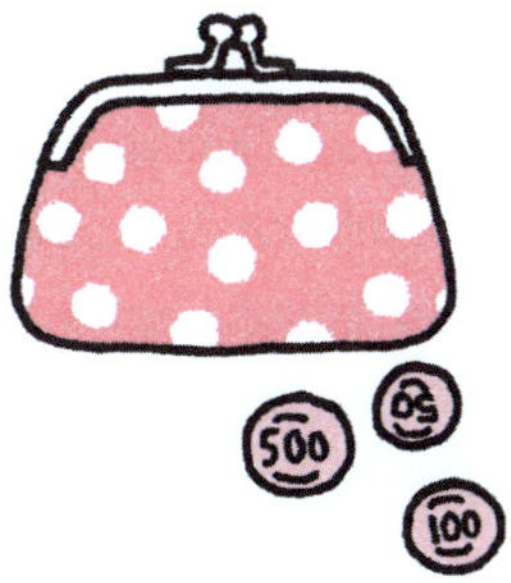

- Si buscas gangas, puedes ir de compras a las grandes estaciones de metro, como la estación de la terminal de autobuses exprés (고속터미널역), la estación Gangnam (강남역) y la estación Jamsil (잠실역). Los centros comerciales subterráneos disponen de miles de tiendas de moda asequible y marcas de cosméticos, así como de muchos puestos donde venden deliciosa comida para darte un capricho si te entra hambre con tanta compra.
- A veces puede que en algunas tiendas de ropa no te dejen probar blusas, jerséis o vestidos que no se abrochen con botones. Esto lo

hacen para que las clientas no manchen la ropa con el maquillaje. Si te pasa, no te ofendas, es la política de la tienda.

Mis spas coreanos preferidos

Un viaje a Seúl no estaría completo sin haber ido al *jimjilbang*, así que aquí tienes un par de recomendaciones.

Dragon Hill Spa and Resort

Antes vivía cerca de este spa coreano e iba a todas horas. Es uno de los mayores spas de Seúl y lo tiene absolutamente todo; es Las Vegas, pero en spa coreano. Las saunas secas incluyen una sauna con un horno de carbón, una sauna de madera de pino, una sauna de arcilla roja, una sala de cristal con sal marina y una sala de meditación, y entre las salas de baños figuran un baño natural en un lecho de roca con agua de mar, un baño coreano con ginseng, una bañera Hinoki, etcétera. Podría seguir, pero ¡creo que ya te has hecho una idea! Incluso hay una sala de juegos y una piscina exterior, y también puedes hacerte tratamientos como las tradicionales exfoliaciones corporales, tratamientos faciales y masajes. A veces puede que esté demasiado lleno de turistas, pero mucha gente de la ciudad aún va al spa a menudo.

Cómo llegar: estación de Sinyongsan (신용산역), línea 4, salida 4.
www.dragonhillspa.co.kr

Spa Lei

A mí me gusta este spa coreano porque es solo para chicas y me parece más íntimo (hay menos familias, así que es un poco menos caótico) y tranquilo en comparación con el spa Dragon Hill. Puedes tumbarte en un baño de artemisa o en un jacuzzi al aire libre, darte baños de medio cuerpo para la circulación (que se basa en el principio de que la cabeza debería estar fría y los pies, calientes), entrar en otras bañeras y saunas acogedoras, y hacerte tratamientos.

Cómo llegar: estación de Sinsa (신사역), línea 3, salida 5.

www.spalei.co.kr

Salones de uñas: servicios completos para las uñas, depilación a la cera y extensiones de pestañas

Hay miles de salones de uñas en cada barrio; solo tienes que mantener los ojos abiertos mientras explores Seúl. Y no te tomo el pelo cuando te digo que en cualquier salón recibirás un servicio prácticamente genial y encontrarás excelentes estilistas, así que no tendrás que preocuparte por si vas a una cadena popular o no. El precio puede variar en función de la zona. Por ejemplo, cerca de los campus universitarios como la Universidad de Mujeres Ewha, los salones de uñas serán un poco más pequeños y menos vistosos, pero el precio será inferior que si te haces las uñas en un barrio lujoso como Cheongdam-dong.

¡Recuerda que los salones de uñas también ofrecen extensiones de pestañas y servicios de depilación con cera! Las extensiones de pestañas son extremadamente populares en Corea porque se ven naturales y puedes evitar llevar rímel cada día. Lo de depilarse con cera aún no es muy frecuente en Corea, pero cada vez es más popular. Si haces una única parada para embellecerte, échales un vistazo a estos salones.

Witch Nails

Me sentí atraída por este salón de uñas a causa de su genial nombre, «Uñas de Bruja». ¡Si vas, aprovecha tu visita y hazte algo extremadamente creativo y de moda! Mírate todas las opciones artísticas para las uñas en el catálogo que tienen allí, o lleva fotos para enseñar a los estilistas lo que quieres exactamente. Son capaces de copiarlo estupendamente. Witch Nails también te ofrece extensiones de pestañas y depilación a la cera. Si puedes, procura llamar con antelación para reservar, ¡ya que siempre está bastante lleno!

Cómo llegar: estación de Sinsa (신사역), línea 3, salida 8 (a diez minutos a pie de Garosu-gil, segundo piso).

http://blog.naver.com/witch_nail

Coco Lounge

Me encanta este salón de belleza porque lo hace todo a un precio muy razonable y la gente que trabaja allí habla inglés, ya que se encuentra en Itaewon, donde normalmente van los expatriados. Coco Lounge te proporciona servicios de depilación completa con cera, manicura, pedicura, depilación láser, masajes e incluso (madre mía, no es que tengas que hacerlo nunca) ¡bronceados!

Cómo llegar: estación de Itaewon (이태원역), línea 6, cualquier salida.

www.facebook.com/cocoloungekorea

Tratamientos faciales

En Seúl hay montones de tratamientos faciales a buen precio, sobre todo si te compras un pack, que normalmente incluye diez tratamientos por unos 200.000 wones (con lo que el tratamiento te sale por menos de 20 euros). Si solo estás en Seúl de visita, también puedes comprarte tratamientos individuales por unos 30.000 o 40.000 wones (entre 25 y 30 euros). Yo iba a una cadena muy famosa y asequible adonde iban muchos coreanos, llamada MI-PL (*www.mipl.co.kr*). En un tratamiento facial estándar, ten presente que se incluyen muchos masajes en los hombros y ¡el pecho!

Para vivir la experiencia de ir a un spa, pero con más lujo, mírate los servicios de spa disponibles en los grandes hoteles como el Shilla o el Banyan Tree Club and Spa. Si quieres un servicio específico de alguna marca, te recomiendo que le eches un vistazo a los tratamientos de spa Green Tea en el Amore Spa, situado en los grandes almacenes Lotte (*estación de Euljiro 1-ga, línea 2, salida 7*), y si buscas tratamientos faciales de hierbas, ve al Hanyul Jeong Spa (*estación de Myeong-dong, línea 4, salida 6*).

Peluquerías

Franck Provost

Aunque la peluquería es técnicamente una marca francesa, todos los estilistas son coreanos y no te decepcionan nunca. Tropecé con esta peluquería y nunca me he arrepentido. Es un sitio muy agradable y a la vez elegante que nunca está demasiado lleno, y siempre puedo pasarme sin haber pedido hora. Cuando me teñían el pelo y la cosa se alargaba, me preparaban tostadas, té y un capuchino. También me han dado masajes sensacionales sin cobrarme nada.

Cómo llegar: estación de Sinsa (신사역), línea 3, salida 8 (segundo piso, Sinsa-dong Gangnam-gu).

Juno Hair

Juno Hair es una gran cadena, así que podrás encontrarla en la mayoría de los barrios. Yo voy aquí siempre que necesito un secado rápido o cortarme las puntas. Son muy eficientes, así que entras y sales rápido. Pero aquí tampoco escatiman en el servicio, ya que te dan maravillosos masajes capilares cuando te ponen el champú. Un secado no te cuesta más de 20.000 wones (menos de 20 euros), y ¡no tienes que dejar propina!

Cómo llegar: estación de Gangnam (강남역), línea 2, salida 11 (tercer piso, edificio Jaeyeong Gangnam-gu).

www.junohair.com

Jenny House

Si quieres experimentar un servicio completo y de lujo en una peluquería coreana, ve a la siempre abarrotada Jenny House. Yo fui un sábado y estaba a reventar de novias y novios preparándose para sus fotos de compromiso o para su boda, pero el sitio iba sobre ruedas. Si quieres lo último en peinados, maquillaje y manicuras, has encontrado el sitio adecuado. Además, ¡puede que te encuentres con alguna famosa coreana!

Cómo llegar: estación de Apgujeong Rodeo (압구정로데오역), línea Bundang, salida 2 (Jenny House Primo).

www.jennyhouse.co.kr

Dermatólogos

Arumdaun Nara Beauty Clinic

En Seúl hay miles de dermatólogos y clínicas, pero si tienes que concertar una visita, deberías buscar una que ofrezca servicios en inglés, ya que la comunicación es clave para recibir el tratamiento adecuado. Arumdaun Nara es una famosa clínica de belleza a la que yo he ido, y tiene una ubicación ideal, justo al lado de la estación Gangnam (강남역). Como cualquier clínica dermatológica en Corea, ofrece una larga lista de servicios: tratamientos faciales, láser para las arrugas, tratamientos para las marcas de acné, e incluso bótox y rellenos dérmicos. Hay más de ocho dermatólogos y unos cuantos esteticistas en la clínica para que todas las necesidades específicas de tu piel queden cubiertas en un solo establecimiento.

Cómo llegar: estación de Gangnam (강남역), línea 2, salida 2 (quinto piso, Yeoksam-dong Gangnam-gu).

http://anacli.co.kr/english/01intro/intro01.asp

La razón por la que todos estamos aquí: ¡comprar productos de belleza!

Como vas a querer llevarte tantos productos como puedas para ti, tus amigas y tu madre, querrás saber qué marcas y productos buscar y por qué. La empresa más grande de cosméticos en Corea es AmorePacific, y posee muchas marcas como Innisfree, Etude House, Laneige, IOPE y Sulwhasoo. La segunda empresa más grande en el sector de los cosméticos es LG Household & Health Care (LG H&H) y engloba las marcas Su:m37, O HUI, The Faceshop, Belif y Beyond. Aparte de estas dos grandes potencias, hay muchas marcas buenas y de calidad que no pertenecen a estos grupos. ¡Yo te animo a explorar tantas marcas nuevas como puedas!

La lista que te muestro a continuación contiene algunas de mis marcas favoritas y sus productos estrella. Recuerda que las marcas coreanas renuevan los nombres de sus productos, los envoltorios y las líneas con frecuencia, así que puede que las marcas y los productos que haya mencionado se hayan reencarnado en otra cosa o se hayan dejado de fabricar. Échale un vistazo a *SokoGlam.com* para consultar las últimas actualizaciones. Por cierto, todas las páginas están en inglés.

AmorePacific

El té verde, la savia de bambú y el ginseng rojo son los principales extractos naturales asiáticos con los que AmorePacific formula sus productos. Una marca de calidad suprema con lujosos envoltorios. No me cansaría nunca de sus productos más vendidos: el exfoliante *Treatment Enzyme Peel* y la base de maquillaje *Color Control Cushion Compact*.

www.us.amorepacific.com

Banila Co.

Banila Co. es una marca urbana con un estilo juvenil, pero sofisticado a la vez. Imagínate tiendas de un rosa y blanco brillante que parecen llegadas del futuro. Aunque es famosa por su CC cream (la primera marca en producirla en Corea), también tiene una gran selección de productos populares que atraen a los consumidores de fuera de Corea. Mi aceite limpiador favorito, un clásico, es el bálsamo limpiador *Banila Co. Clean It Zero*, que es también uno de sus productos más vendidos. Hace poco han lanzado la línea VV (llamada así porque contiene «sérum vitalizante» en su fórmula) y es uno de los productos más recientes que está más de moda en el mercado.

www.banilaco.com

Belif

Cuando entres en Belif, tendrás la sensación de encontrarte en una botica europea, lo cual es un guiño a las fórmulas de hierbas tradicionales de la marca, combinadas con ciencia cosmética moderna. Yo soy una fan del *Aqua Bomb*, una crema que te ofrece una hidratación intensa (incluso para pieles grasas, gracias a su consistencia de gel). Merece la pena entrar en alguna tienda en Seúl porque en Estados Unidos y en España no hay ninguna tienda física... aún.

www.belifcosmetic.com

Chosungah

Yo soy una gran fan del diseño y la estética de la maquilladora Cho Sung Ah, tanto por sus productos de maquillaje como por sus líneas de cuidado de la piel. Los colores contundentes y llamativos de Chosungah y sus envoltorios únicos te motivan al instante para llevar a cabo tu rutina de belleza. El limpiador *Raw Black Bubble* sirve tanto de limpiador como de mascarilla; fue un éxito en Corea y no cabe la menor duda del porqué.

www.chosungah22.com

Clio

Para mí, este es el equivalente coreano a MAC. Clio se centra en el maquillaje profesional, con productos que van desde las bases de maquillaje hasta los pintalabios mate. También es el creador de mi producto sagrado, el lápiz de ojos *Waterproof Pen Liner*. Aprovisiónate de los duraderos pintalabios de vivos colores y de los delineadores de ojos de Clio para llevarte ese *look* K-pop de vuelta a casa.

www.clubcliousa.com

Neogen Dermalogy

Neogen Dermalogy se puede encontrar en toda Corea y en las grandes ciudades del continente asiático. Varias tendencias de belleza coreana comenzaron a raíz de sus envoltorios, sus fórmulas y sus productos únicos. El limpiador de Neogen Dermalogy llamado *Real Fresh Foam* contiene auténticos arándanos o té verde en el frasco, y es uno de los productos más vendidos en Olive Young (una tienda multimarca de belleza que puedes encontrar por todas partes). El último producto relevante que han lanzado es el *Bio Peel Gauze Peeling Wine*, que viene en discos de tres capas para la exfoliación.

www.neogenderma.com

Etude House

Al entrar en esta tienda, te sentirás como si acabaras de entrar en una casita de muñecas de tamaño real llena de arriba abajo ¡con los productos de belleza más adorables! Aunque al principio pueda parecerte cursi, no subestimes la marca. Al fin y al cabo, Etude House es una empresa del gigante de los cosméticos AmorePacific. Algunos de mis productos preferidos de cuidado facial (como la línea de *Moistfull Collagen*) y barras de labios favoritas (como *My Jelly Lips-Talk*) son de esta tienda.

www.etudehouse.com

The Faceshop

Puede que el nombre o la tienda en sí te suene, ya que The Faceshop causó un verdadero revuelo a principios del siglo XXI, al ser una de las primeras grandes marcas de belleza coreana en abrir una tienda fuera de Corea. De esta selección de productos de calidad a un precio ridículamente asequible salen los mejores lápices de cejas y aceites limpiadores que he utilizado.

www.international.thefaceshop.com

Goodal

Goodal, marca hermana de Clio, se siente orgullosa de utilizar la fermentación como núcleo de sus fórmulas. Sus fórmulas ligeras con textura de gel son geniales para la piel con tendencia acneica, especialmente su línea *Super Seed Oil Plus*, que contiene extracto de té verde, extracto de raíz de regaliz y niacinamida para ayudar a unificar el tono de piel, mejorar su elasticidad y reducir la producción de aceite.

www.goodal.co.kr

Innisfree

Tanto los coreanos como los turistas se vuelven locos con esta marca por sus envoltorios de líneas sencillas y el uso de ingredientes naturales procedentes de la isla de Jeju. Gracias a sus precios razonables y al hecho de ser otra formidable marca de AmorePacific, tengo tantos favoritos de Innisfree que no podría ponerlos todos en una lista. En primer lugar, prueba los limpiadores *Olive Oil Real Cleansing Tissue* y *Olive Real Cleansing Oil*, los polvos *No-Sebum Mineral Powder* y la mascarilla *Jeju Volcanic Pore Clay Mask*.

www.innisfreeworld.com

IOPE

IOPE se centra en la fusión de extractos de hierbas enriquecidos con las últimas tecnologías en cuidado facial. El resultado ha sido la creación de algunos de los productos más innovadores del mercado, ¡como la base de maquillaje *IOPE Air Cushion*! Al ser una marca de AmorePacific, fue la primera en desarrollar el innovador maquillaje fluido en esponja. Desde entonces, su innovación ha engendrado varias copias, tanto de marcas coreanas como internacionales. Si quieres sentir el maquillaje fluido en esponja original (que, desde mi punto de vista, sigue teniendo la mejor fórmula y esponja), no aceptes sucedáneos.

www.iope.com

It's Skin

It's Skin dejó huella en el panorama de la cosmética coreana con sus productos de baba de caracol, ampliamente conocidos. Si quieres reducir las marcas de acné con el potente extracto de baba de caracol, prueba la línea *Prestige Crème Ginseng de Escargot*.

www.itsskin.com/eng/index.asp

Laneige

Esta marca se centra en el uso de la hidrociencia para hidratar profundamente la piel y protegerla de los factores de estrés medioambientales. Yo llevo años utilizando la mascarilla *Water Sleeping Mask* de Laneige y me alegra ver que sigue siendo un éxito de ventas, incluso con la entrada en el mercado de muchas mascarillas de noche desde entonces. Además, merecería la pena probar su BB en formato compacto, ya que tiene más variedad de tonos en el mercado occidental que en el coreano.

www.laneige.com

Manefit

Esta marca es una joya secreta, ya que sus mascarillas faciales de un solo uso las produce uno de los mejores fabricantes de mascarillas de Corea, y puedes adquirir productos de una calidad extremadamente alta sin pagar por el nombre de la marca. Prueba su mascarilla *Bling Bling Hydrogel Mask* y su marca hermana, Ultru, para conseguir hidratación, iluminación y un resultado perfecto.

Missha

Missha se conoce mucho en el ámbito internacional por varios de sus productos estrella: la *M Perfect Cover BB Cream*, la esencia *Time Revolution First Treatment Essence* y el sérum *Time Revolution Night Repair Science Activator Ampoule*. A mí, personalmente, me encanta cómo la marca se centra en proporcionar productos de cuidado facial de alta calidad sin un precio de lujo. La esencia y el sérum de Time Revolution son copias de productos caros de marcas lujosas, con lo cual el bolsillo te lo agradece y obtienes resultados muy similares.

www.missha.com

O HUI

O HUI es una línea de calidad suprema que puedes encontrar en grandes almacenes como Hyundai. Se conoce sobre todo por utilizar la ciencia para mejorar y proteger la función cutánea a través de fórmulas para pieles sensibles. A mí me gusta mucho la sensación de ligereza de la mayoría de sus productos y su foco en la hidratación para mantener la piel sana, elástica y fresca. Si quieres despilfarrar, la *First Cell Revolution Essence* es una de mis esencias preferidas.

www.ohui.co.kr

RE:P

RE:P es una marca concienciada con el medio ambiente que formula sus productos con ingredientes madurados de forma orgánica y sin parabenos, aceites minerales ni subproductos animales. Sus envoltorios también están hechos totalmente con residuos posconsumo desteñidos y luego pintados con tinta de soja. Para disfrutar de una experiencia óptima con productos orgánicos, prueba su tónico *Organic Cotton Treatment Toning Pad* o su mascarilla *Fresh Mask with Real Calming Herb*.

Skinfood

Alimenta tu piel con los mismos alimentos nutritivos que darías a tu cuerpo. De aguacates a berenjenas, pasando por claras de huevo y tomates, Skinfood cree en la filosofía de utilizar los nutrientes alimentarios para aportar un suplemento a tu piel y protegerla. Con envoltorios extravagantes y funcionales (y asequibles), mis productos preferidos incluyen la mascarilla *Black Sugar Mask Wash Off* y el *Avocado Leave-In Fluid*, un acondicionador para el pelo.

www.eng.theskinfood.com

Son & Park

Son & Park es una marca creada por dos destacados maquilladores coreanos, Son Dae Sik y Park Tae Yun. Amigos desde el instituto, desarrollaron un verdadero talento por los colores y se convirtieron en maestros a la hora de crear *looks* naturales y perfectos. Son Dae Sik es, además, el maquillador oficial de Jeon Ji Hyun, de la que se podría decir que es una de las actrices más famosas en Corea actualmente. La base *Skin Fit Foundation* de Son & Park vuela de las estanterías porque te proporciona una cobertura natural y tiene una base de esencia formulada en el centro de la barra. Yo también adoro su *Beauty Water*, un tónico estupendo y un exfoliante, todo en uno.

www.sonandpark.com

Su:m37

Su:m37 es una marca coreana de excelente calidad, especializada en productos de cuidado facial fermentados de forma natural. *Su:m* es la palabra coreana que significa «respiración» y «37» es la temperatura óptima del proceso de fermentación. Si tuviera que elegir dos de mis productos preferidos, serían el limpiador *Miracle Rose Cleansing Stick* y la crema hidratante *Water-full Timeless Moisturizing Cream*.

www.su-m37.com/english

Sulwhasoo

Sulwhasoo es una marca de lujosos productos de cuidado facial de alta calidad que usa hierbas medicinales (como el ginseng y el lirio) en sus fórmulas para equilibrar las energías interiores de la piel utilizando métodos coreanos tradicionales. Si te va eso del cuidado holístico de la piel, elige su producto estrella: la crema *Concentrated Ginseng Renewing Cream*. Mi preferida es el contorno de ojos *Essential Renewing Eye Cream*.

www.us.sulwhasoo.com

Swagger

Swagger, una de las marcas masculinas más populares, tiene una amplia selección de productos esenciales para el cuidado de la piel y del cabello. Tal como el nombre de la marca sugiere en inglés («molón» en español), el envoltorio es liso y perfecto para el hombre urbanita. Dave utiliza la *Hair Slammer Pomade*, que puedes encontrar en cualquier Olive Young.

www.swagger.kr (en coreano)

Tony Moly

Al principio, Tony Moly destacaba por sus envoltorios divertidos y adorables, empezando con cremas de manos con aromas dulces y con forma de animales o de frutas. Su aspecto juvenil sigue atrayendo a los clientes. La marca se conoce por su base BCDation y sus brillos de labios simples e hidratantes *Petite Bunny Gloss Bars*.

www.tonymolyus.com

3CE

Esta marca de cosméticos atrevidos, lanzada por la creciente marca de ropa en Corea Stylenanda, se conoce por sus fórmulas duraderas y la intensidad de sus colores modernos. Resulta difícil no despilfarrar en su barra de labios *Lip Crayons* y su iluminador *Highlight Beam*, por no mencionar sus divertidos accesorios para el diseño de las uñas.

www.en.stylenanda.com

Too Cool for School

Esta no es la típica marca de belleza coreana. Too Cool for School ni siquiera utiliza modelos coreanas para promocionar la marca porque sus productos ya son algo deseado en todo el mundo, tanto por su calidad como por la extravagancia y la innovación de los envoltorios. Es difícil salir de la decorada tienda de Too Cool sin llevarte nada a casa de su línea *Dinoplatz*. Tu siguiente reto será utilizar realmente el producto porque el envoltorio es tan bonito que te arrepentirás un poquito de haber roto el embalaje y haber abierto el paquete.

www.toocoolforschool.com

Tiendas multimarca

Olive Young, Watsons y Belport son farmacias básicamente de lujo dedicadas a los productos de belleza. Tienen una gran variedad de marcas de precio medio (tanto coreanas como internacionales). Hay muchas joyas que encontrar, así que seguro que merece la pena echarles un vistazo.

Lo imprescindible

Metro y taxi: cómo moverse

- Cuando puedas, y desde allí donde estés, ¡coge el metro! Es fenomenal, con asientos climatizados, aire acondicionado y pantallas LCD donde figuran los horarios de llegada de los trenes. Los metros en Seúl suelen estar limpios y pasan con mucha frecuencia (¡lo cual puede impactarte si has utilizado alguna vez el sistema de metro de Nueva York!). Puede acumularse muchísima gente durante la hora punta, y la mayoría de las líneas deja de funcionar a medianoche, así que si coges el metro para salir de fiesta, planea una alternativa para volver a casa.

- Los taxis en Seúl son relativamente baratos y los hay en abundancia (la bajada de bandera es inferior a 3 euros, y aceptan pagos en efectivo y con tarjeta). Sabrás si el taxi está disponible porque llevará una señal de LED roja en el parabrisas con los caracteres 빈 차, que significan «coche vacío». Los caracteres 예 약 significan «reservado». En caso de que el taxi esté ocupado, los caracteres de la señal LED estarán apagados. Por razones de seguridad, solo se abre la puerta derecha del pasajero para entrar y salir. La puerta de la izquierda está normalmente cerrada desde dentro. Evita las calles durante la hora punta; el tráfico de Seúl puede ser bastante pésimo, así que decántate por el metro siempre que puedas.

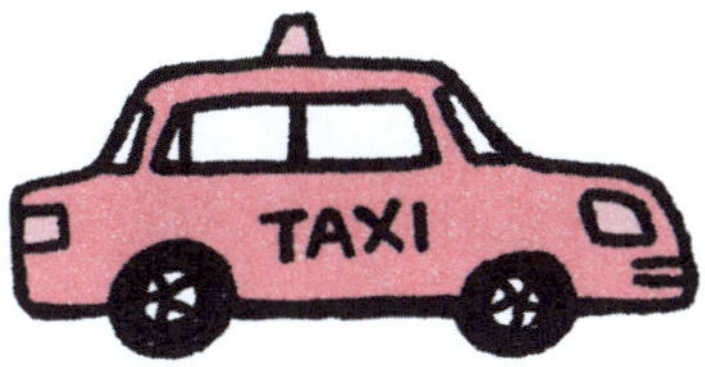

Esto puede resultar fastidioso para los turistas, pero no se suele llegar fácilmente al punto de destino indicando su dirección. La mayoría de las veces tienes que hacer referencia a monumentos famosos, grandes intersecciones o incluso paradas de metro. Si tienes problemas para comunicarte con tu taxista (algunos hablan o entienden el inglés, pero ¡no des por supuesto que todos lo hablan!), ten un teléfono móvil a mano para que puedas enseñarle a qué monumento o área quieres ir.

¡Hay wifi gratis en todas partes!

Hay wifi en todas partes, desde cafeterías, donde no les importa que acampes y trabajes durante horas, hasta áreas públicas como la estación de Gangnam. Si necesitas algo más fiable, puedes alquilar *routers* portátiles en el aeropuerto donde aterrices. Te costará unos 7 euros al día y funciona bastante bien. Utiliza aplicaciones de mensajería para comunicarte con tus amigos y así evitarás que te carguen por el *roaming*.

¡Comprar belleza coreana desde casa!

Soko Glam

Soko Glam (una abreviación del inglés *South Korean Glam*), mi bebé, es una tienda online dedicada a la belleza y al estilo de vida coreanos. Yo pruebo personalmente todos los productos y solo pongo a la venta aquellos que me gustan y pienso que te gustarán a ti también. Ayudar a la gente de todas las edades a entender mejor su piel es mi pasión. Así consiguen sentirse genial y tener un aspecto estupendo a la vez que descubren el maravilloso mundo de los productos de belleza coreana. Te invito a que explores los consejos para la piel, los tutoriales, las reseñas de productos y mucho más en nuestro blog, llamado *THE KLOG*.

www.sokoglam.com

Urban Outfitters

Urban Outfitters vende una selección de artículos de varias marcas coreanas.

www.urbanoutfitters.com

Sephora

Sephora vende una selección de productos de varias marcas coreanas.

www.sephora.es

Target

Target vende algunos productos coreanos seleccionados.

www.target.com

Amazon

En Amazon puedes buscar y comprar un amplio surtido de productos de belleza coreana. Simplemente ten en cuenta que algunos de los productos vienen directamente desde Corea, así que puede que tengas que esperar más que los tres o cinco días laborables de rigor.

www.amazon.es

Tiendas de marca

Hoy en día, muchas marcas de belleza coreana tienen tiendas físicas en grandes áreas metropolitanas, como Tony Moly, Skinfood, Aritaum (una tienda que vende marcas de AmorePacific), Clio, The Faceshop, Missha y Nature Republic. Además, más marcas como estas están expandiendo su oferta online, pero, dependiendo de la marca, quizá manden sus productos desde Corea, así que puede que tengas que esperar más que si la tienda online estuviera instalada en tu país.

En ciudades como Nueva York o Los Ángeles, que tienen grandes Koreatowns, a menudo puedes encontrarte inesperadamente con surtidos de productos en las tiendas de cosméticos coreanas. Estas tiendas suelen ser un revoltijo de marcas y artículos, y normalmente no recurrirás a ellas en busca de consejos de expertos, pero puedes comprar mascarillas faciales de un solo uso, pintauñas o pintalabios baratos para probarlos. Así que haz una sencilla búsqueda en Yelp poniendo «cosméticos coreanos» y prepárate para una aventura.

HISTORIAS DE LA PIEL: Jenn Im

DIGITAL INFLUENCER Y VLOGGER DE CLOTHES ENCOUNTERS

La experiencia de comprar en Seúl es distinta de la que haya podido ver en cualquier otra ciudad. En mi reciente viaje a Seúl, volví a casa con un montón de productos de belleza y ropa. Mi zona preferida para comprar ropa fue seguramente Hongdae; me encantó que hubiera una tienda en cada esquina. Me quedé alucinada con los precios razonables y la calidad de las prendas. La mayoría de los artículos de ropa estaban alineados y colgados en barras y se notaba que prestaban muchísima atención a los detalles en la estructura de la ropa hecha en Corea. Hoy en día aún me inspira mucho la marca Stylenanda. Desde la ropa hasta el maquillaje, tienen un atractivo fresco y bonito.

También me encanta observar a la gente en Seúl. He notado que las tendencias en maquillaje son bastante sutiles y tienden a buscar un aspecto más inocente. Mis tendencias preferidas son las cejas rectas y los labios con efecto degradado. Cuando voy a comprar productos de belleza, busco un maquillaje fluido en esponja porque da un resultado muy homogéneo. Me encanta que quede tan bien integrado y que la piel se vea tan suave tras aplicarlo. No acostumbro a llevar demasiado maquillaje en el bolso, porque no me gusta que pese demasiado. Realmente solo llevo bálsamo labial, crema de manos y un único pintalabios. El color de pintalabios que elijo normalmente es un coral vivo que me da un rápido subidón de «entusiasmo» si lo necesito.

Me empeño en hacer parada en Seúl cada pocos años porque la ciudad cambia muy rápido y siempre hay mucho que explorar.

Agradecimientos

He sido tan afortunada en todo que en mi interior me preocupa haber usado toda la suerte y el amor que uno puede llegar a tener en una vida. Este libro es otro regalo de Dios, y no habría sido posible si no hubiera estado rodeada de tanta gente prodigiosa y auténtica. Las palabras no pueden expresar mi gratitud, pero lo haré lo mejor que pueda.

Primero, se lo quiero agradecer a mi mejor amigo, mi marido y cofundador de Soko Glam, David Cho, quien ha apoyado mi sueño y visión desde el primer día y ha trabajado incansablemente para hacer de la empresa lo que es hoy. Sin ti, Soko Glam solo habría sido un «¿y si...?». Gracias por estar aquí y darme discursos motivacionales siempre que los he necesitado y por tirar Soko Glam adelante con tus capacidades de liderazgo innatas. Me alegra mucho que estemos juntos en esto.

Hong Sung-il Sangmoonim, en el mundo hay poca gente como tú, y me alegra mucho que fueras tú quien entrara en la sala de conferencias mi primer día en Samsung. Te agradezco tu sabiduría desde lo más profundo de mi corazón y que creyeras en mí.

A Catherine Cho y Erin Niumata, por leer mis palabras y ver que había un libro en mí, y luego ¡por hacer que el proceso fuera tan placentero! Por todo esto y mucho más, os estaré eternamente agradecida.

Gracias a Jessamine Chen, por decirme que soñara a lo grande justo cuando necesitaba escucharlo, y a Jodi Kantor, que me llevó por el buen camino.

A Cassie Jones, mi editora en HarperCollins. Desde el momento en que te conocí, supe que si el libro estaba contigo, estaría en buenas manos. No hace falta decir que superaste mis expectativas cientos de veces.

A Gemma Correll, la ilustradora y artista más ingeniosa que existe. El mundo necesita más artistas como tú. Gracias por superarte cada vez. Tus ilustraciones han hecho que el libro sea mejor de lo que me había imaginado.

A la editora de mis sueños, Kate Williams. Gracias por prestarme tu ingenio, descaro y elocuencia, y por estar a mi lado a cada paso del camino. Cuando me diste luz verde, tuve que pellizcarme porque era demasiado bonito para ser verdad. Realmente no lo hubiera podido hacer sin ti.

A toda la gente que fue tan amable de compartir sus experiencias a través de reveladoras entrevistas: Young Ah Kim, Soo Joo Park, India-Jewel Jackson, Kim Ju Won, Yeon-seo Oh, Paul Kang, Son Dae Sik y Jenn Im.

Al resto de la gente que fue imprescindible para llevar a cabo este libro: Bradley Horowitz, Brian Lee, Don Kim, Yoo Hye Yun, Janet Kim, Lee Sang-Jun, Shawn Kim, Kim Chung Kyung, Lee Jung Won y Lee Hee-Kyeong.

Quiero mencionar, agradecida de todo corazón, a los amigos que me han dado apoyo a lo largo del camino, especialmente cuando Soko Glam era solo una insignificante página web y un piso lleno de productos de belleza coreana: Vickie Chang, Christine Chen, Jackie Chen, Annie Cheng, James Cho, Hellen Choo, Jeffrey Chou, Emily Cleghorn, el director ejecutivo Han Ho Lee, Yun Ah Lee, Jay Koo, Angie Lee, Annie Tomlin, Slava Druker, Stephanie Sherline, David Moretti, Ryan

Browne, Tiffany J. Davis, Sheryll Donerson, Bob Dorf, Anne-Marie Guarnieri, Sara Hayden, Carolyn Hsu, Tae Jo, Robert Joe, Don Kim, Tay Kim, Erika Kindsfather, Helen Koo, Alvin Lee, Teresa Lu, Coco Park, Caitlin Petrecik, Phillip Picardi, Mark y Myoung-bin Ro, Yaeri Song, Kerry Thompson, Danny Tomita, Driely Vieria, Juliana Wang, Cheryl Wischhover, Annie Won, Diana Xiao y Kim Yoon-jin. Está claro que no quiero dejar de mencionar a mis compañeros en Samsung, que me hicieron sentir como en casa, y Dave y yo no nos podemos olvidar de todos nuestros amigos de la Columbia Business School.

Tal como he expresado en mi dedicatoria y a lo largo del libro, les doy las gracias a mi padre, Lee Ki Chul, y a mi madre, Lee Sang Ran, por haberme enseñado el significado de la dedicación y el sacrificio. Su amor incondicional me ha concedido la libertad para perseguir mis sueños y vivir más de lo que habría podido imaginar, tanto en Estados Unidos como en Corea. A mi suegra, Nancy Cho, quien le enseñó a Dave cómo cuidar su piel cuando era pequeño y fue nuestra mayor seguidora (y clienta). A mi *unni*, Michelle Yoon, realmente preciosa por dentro y por fuera, gracias por dejarme seguirte a todos esos conciertos de K-pop en los noventa. A mi *dongsaeng*, Brian Lee, el hombre más sincero y considerado que conozco. Un agradecimiento especial a Kim Yong Bae y Lee Myung Ok y familia, por enseñarme *jeong* y tratarme como una más de la familia. Kim Min Young, gracias por compartir tu mundo y querer siempre lo mejor para mí.

Gracias de todo corazón a nuestros clientes de Soko Glam, por compartir nuestra pasión por la belleza coreana y por hacer que todo esto fuera posible. Por último, gracias a Corea del Sur y a Estados Unidos por haberme dado la oportunidad y la inspiración de construir algo de la nada.

Índice

M

N

O

P

R